Çocukluk Sonrası Otizm

Otizm Tanısı ve Ruh Sağlığına Giden Yol

Jessica Hintz,
Amerika Birleşik Devletleri, 2025

Baskı

Kitap Adı: Çocukluk Sonrası Otizm
Kitap Alt Başlığı: Otizm Tanısı ve Ruh Sağlığına Giden Yol
Yazar: Jessica Hintz

Yazar: Jessica Hintz
İletişim: boxingboy898337@gmail.com

Önsöz

Otizm her zaman bir teşhisten çok daha fazlası olmuştur. Bazıları için her etkileşimi, her zorluğu ve her güçlü yanı şekillendiren bir kimlik parçasıdır. Bazıları içinse, genellikle yıllarca süren sorular, yanlış anlamalar ve ruh sağlığı mücadelelerinden sonra, hayatın ilerleyen dönemlerinde ortaya çıkan bir kelimedir. Her iki durumda da, otizme isim verildiği yaş olan o tanınma anı bir dönüm noktası haline gelir. Bu kitap, yalnızca otizmi anlamak için önemli olduğu için değil, aynı zamanda bir hayat hikayesini değiştirdiği için de bu dönüm noktasıyla başlıyor.

Otizm araştırmalarını takip ettiğim yıllarda, bir gerçek dikkatimi çekti: Teşhisin zamanlaması tesadüfi değil. Dünya çapında yapılan çalışmalar, erken çocukluk döneminde teşhis konulanların genellikle aynı yolu izlediğini, daha sonra teşhis konulanların ise bambaşka zorluklarla karşılaştığını gösteriyor. Bu fark sadece sosyal veya duygusal değil, aynı zamanda gelişimin biyolojisine de işlemiş, genetik örüntülerde ve sinir yollarında da görülebiliyor. Bunun anlamı çok derin: Otizm tek bir yol değil, dünyanın ona ne zaman bir isim verdiğine bağlı olarak birbirinden ayrılan birçok yol.

Bu kitap, cevap arayan aileler, daha iyisini yapmaya çalışan klinisyenler, otizmli öğrencilerin yanında olan eğitimciler ve kendi yolculuklarını anlamlandırmaya çalışan otizmli bireyler için yazılmıştır. Hızlı çözümler veya herkese uyan tek tip çözümler sunan bir kitap değildir.

Otizm basitleştirilmeye direnir ve bu konuda ciddi bir tartışma da öyle olmalıdır. Bunun yerine, araştırma ile gerçek hayatın, bilim ile hikâyenin özenle bir araya getirildiği bir çalışma sunuyoruz. Amaç, teşhis zamanlamasının neden önemli olduğunu, ruh sağlığı için ne anlama geldiğini ve bu bilgiyi daha destekleyici ve bilgili bir gelecek inşa etmek için nasıl kullanabileceğimizi aydınlatmak.

Okuyucular, genetik ve sinirbilime dair açıklamaların yaşanmış deneyimlerin anlatımlarıyla birlikte sunulduğunu görecekler, çünkü insanlık olmadan veriler eksik kalır. Bölümler, temellerden (otizmin ne olduğu ve beynin nasıl geliştiği) bulmacanın özüne, yani neden bazı çocuklara erken teşhis konulurken diğerlerine ancak ergenlik veya yetişkinlikte tanı konulduğuna doğru ilerliyor. Kitap buradan itibaren, depresyon, anksiyete, TSSB ve kendine zarar verme gibi geç teşhisle en sık ilişkilendirilen ruh sağlığı sorunlarını ele alıyor. Son olarak, müdahalelere, eğitime, dayanıklılığa ve en son bilimin şekillendirdiği kişiselleştirilmiş bakımın vaadine doğru ilerliyor.

Başlık*Çocukluk Sonrası Otizm*Temel bir gerçeği yansıtıyor: Otizm, çocuklukla birlikte sona ermez. Teşhisin zamanlaması sahneyi belirler, ancak hikâye bir ömür boyu devam eder. İster bu kitabı endişe yükü taşıyan bir ebeveyn, ister geçmişini düşünen otistik bir yetişkin, ister anlayışınızı derinleştirmeyi uman bir profesyonel olarak okuyun, umarım bu sayfalar size hem netlik hem de şefkat verir.

Otizmle her yolculuk eşsizdir.

Ancak araştırma kalıplarında ve ailelerin ve bireylerin hikâyelerinde, bize evrensel bir şey öğreten yankılar görüyoruz: Tanınma yaşı, otizmin kendisini değiştirdiği için değil, etrafındaki manzarayı şekillendirdiği için önemlidir. Bu kitap, bu manzarayı daha iyi anlayıp daha dikkatli bir şekilde gezebilmemiz için haritalandırma girişimimdir.

—Jessica Hintz
Eylül 2025

İÇİNDEKİLER

Bölüm 1 – Tanı Bulmacası

Otizm her zaman belli bir gizem, kategorilere düzgünce yerleştirilemeyen veya tek bir açıklamaya indirgenemeyen bir karmaşıklık taşımıştır. Tek bir kalıba uyan bir durum olmadığı gibi, her yaşamda aynı şekilde de ortaya çıkmaz. Onlarca yıldır ebeveynler, doktorlar ve araştırmacılar aynı soruyu farklı biçimlerde soruyorlar:*Otizmin teşhis edildiği yaş neden bundan sonra olacakları bu kadar çok etkiliyor?*Bulmaca sadece özelliklerin ne zaman fark edilir hale geldiğiyle ilgili değil, aynı zamanda bu fark anlarının bir çocuğun geleceği için ne anlama geldiğiyle de ilgili. Zamanlamanın neden önemli olduğu sorusu, otizm araştırmalarında yavaş yavaş en önemli sorulardan biri haline geldi, çünkü teşhis zamanlaması artık tarafsız bir olgu olarak görülmüyor. Gelişimsel istikrarın, ruh sağlığı sonuçlarının ve hatta depresyon, anksiyete veya kendine zarar verme gibi durumların yaşamın ilerleyen dönemlerinde ortaya çıkma olasılığının bir göstergesi haline geldi.

Bu bulmacayı anlamak için öncelikle otizmin nasıl ortaya çıktığını anlamak gerekir. Otizm, nörogelişimsel bir rahatsızlık olarak sınıflandırılır; yani kökleri beyin gelişiminin ve bağlantılarının en erken aşamalarındadır. Bir çocuk ilk kelimelerini söylemeden önce bile, sosyal farkındalığı, duygusal düzenlemeyi ve duyusal işlemeyi şekillendiren beyin bölgeleri, otistik bireyler için benzersiz ve genellikle atipik şekillerde gelişir.

Beyincik ve amigdala gibi motor koordinasyon, duygusal tepkiler ve sosyal ipuçlarından sorumlu yapılar, ince ama önemli farklılıklar gösterir. Bu biyolojik temeller, otizmin doğumdan itibaren mevcut olduğunu, ancak*tanıma*Otizmin adını koyma ve teşhis etme eylemi çok daha sonra gerçekleşir. İşte bulmacanın başladığı nokta bu tanıma noktasıdır. Araştırmacılar, beş yaşından önce otizm teşhisi konan çocukların, çok daha sonra, geç çocukluk veya ergenlik döneminde teşhis konanlardan genellikle farklı bir yaşam seyri gösterdiğini buldular. Farklılıklar yalnızca otizmlerinin kendini gösterme biçiminde değil, aynı zamanda teşhis zamanlamasının ruh sağlığı üzerindeki dalga etkisinde de yatmaktadır. Son yıllarda, bazıları on binlerce genetik profil ve davranış geçmişini içeren geniş çaplı çalışmalar, çarpıcı örüntüleri ortaya çıkardı. Erken teşhis konanlar, zamanla nispeten sabit kalan iletişim, sosyal etkileşim veya duyusal işlemede zorluklar gösterme eğilimindedir. Bu zorluklar gerçek ve kalıcıdır, ancak kötüleşme anlamında illa ki ilerleyici değildir. Aksine, daha geç teşhis konanlar, özellikle sosyal talepler daha karmaşık hale geldiğinde ve maskeleme veya telafi etme çabası yorucu hale geldiğinde, ergenlik yaklaştıkça yoğunlaşıyor gibi görünen zorluklar yaşarlar. Erken ve geç teşhis arasındaki bu fark, yalnızca ebeveynlik tarzları veya eğitim ortamlarıyla açıklanamaz. Aslında, biyolojinin kendisiyle de bağlantılıdır. Nature dergisinde yakın zamanda yayınlanan bir çalışma, erken teşhis ve geç teşhis grupları arasındaki belirgin genetik korelasyonları incelemiştir.

Erken teşhis edilen otizm, DEHB, depresyon veya travma sonrası stres bozukluğu gibi durumlarla daha düşük bağlantı gösterdi. Buna karşılık, geç teşhis edilen otizm aynı durumlarla daha yüksek örtüşmeler gösterdi ve bu da geç teşhisin yalnızca sosyal bir gecikme olmadığını, aynı zamanda altta yatan farklı bir kırılganlık örüntüsünü yansıttığını düşündürüyor. Bazı çocukların erken yaşamda bu kadar belirgin belirtiler gösterirken, bazılarının ergenliğin getirdiği zorunluluklar bu özellikleri açığa çıkarana kadar neden fark edilmediği düşünüldüğünde, bulmaca daha da derinleşiyor.

Ebeveynler genellikle erken teşhis konmuş çocuklarıyla yaşadıkları deneyimi, farklılıkları sezgisel olarak fark etme olarak tanımlarlar. Bebeklerinin isimlerine tepki vermediğinden, göz temasından kaçındığından veya tekrarlayan davranışlara alışılmadık şekilde odaklandığından bahsederler. Çocuklarının gelişiminin beklenen ritmi takip etmediğine dair neredeyse içgüdüsel bir farkındalık hissettiklerini anımsıyorlar. Çocuk doktorlarının ise, erken teşhisi mümkün kılan araçlar olan, güvenebilecekleri tarama kontrol listeleri ve gelişimsel dönüm noktaları vardır. Peki ya bu dönüm noktalarını tespit edilmekten kaçınacak kadar yakından takip eden, ancak daha sonra sosyal hayat daha karmaşık hale geldiğinde zorlanan çocuklar ne olacak? Bunlar, erken yıllarda tipik olarak işlev gören, ancak ergenlik farklılıklarını büyüttüğünde tökezleyen çocuklardır. Dolayısıyla teşhis bilmecesi, otizmin aniden ortaya çıkmasıyla ilgili değil, varlığının nihayet ne zaman fark edilip adlandırıldığıyla ilgilidir.

İlkokulu hiç kimsenin dikkatini çekmeden başarıyla bitiren bir kız çocuğunun örneğini düşünün. Zamanında konuşmayı öğrendi, derslerini yeterince iyi yönetti ve küçük bir arkadaş çevresi edindi.

Öğretmenleri onu sessiz ama çalışkan biri olarak tanımlıyordu ve ailesi onun "uyum sağlama" becerisiyle gurur duyuyordu. Ancak ergenliğe girdiğinde bir şeyler değişti. Ergenlik hayatının sosyal kurallarını - dile getirilmeyen hiyerarşiler, alaycılık, değişen arkadaşlıklar - çözmek daha zor hale geldi. Kaygı yaşamaya başladı ve on beş yaşına geldiğinde, okula gitmeyi reddettiği birkaç haftanın ardından depresyon teşhisi kondu. Ancak o zaman, uzun değerlendirmelerden sonra otizm olasılığı öne sürüldü. Teşhisi, otizminin aniden ortaya çıkması nedeniyle değil, erken çocukluğun koruyucu kabuğunun incelmesi ve ergenliğin taleplerinin farklılıklarını görünür kılması nedeniyle kondu. Bu anlamda, geç teşhis genellikle başka bir rahatsızlığın, genellikle kaygı veya depresyonun gölgesinde gelir.
Otizmin ruhsal sağlık bozukluklarıyla bu şekilde iç içe geçmesi, teşhis zamanlamasının neden önemli olduğunun özünü oluşturur. Erken teşhis konanlarda, müdahaleler beynin hala en uyumlu olduğu zamanda başlayabilir. Aileler beklentileri ayarlayabilir, okullar düzenlemeler yapabilir ve çocuk daha net bir benlik duygusuyla büyüyebilir. Zorluklar devam etse bile, teşhisin varlığı yabancılaşma veya kırılma olasılığını azaltan bir dil ve kaynaklar sağlar. Buna karşılık, geç teşhis konan bireyler, mücadelelerini yıllarca kişisel başarısızlıklar olarak yanlış yorumlayabilirler. Zor, tembel veya asi olarak etiketlenebilirler. Otizm teşhis edildiğinde, anksiyete, depresyon veya kendine zarar verme örüntüleri çoktan derinlere işlemiş olabilir. Bu nedenle araştırmacılar, teşhis yaşının yalnızca lojistik bir ayrıntı değil, biyolojik ve psikolojik bir ayrım çizgisi olduğunu giderek daha fazla savunmaktadır.

Genetik veriler bu noktayı vurgulamaktadır. Cambridge ve iş birliği yapan kurumlardan araştırmacılar, 1998'den 2024'e kadar olan çalışmaları kapsayan büyük veri kümelerini analiz ettiler. Erken çocukluk döneminde teşhis konulan bireyleri daha sonra teşhis konulan bireylerle karşılaştırdılar ve gruplar arasında ölçülebilir genetik farklılıklar buldular. Daha sonra teşhis konulan grup, bir dizi ruh sağlığı zayıflığıyla daha güçlü korelasyonlar gösterdi ve bu, biyolojilerinin onları hem otizme hem de eş zamanlı psikiyatrik durumlara yatkın hale getirdiğini düşündürdü. Daha erken teşhis konulan grup ise aksine daha zayıf korelasyonlar gösterdi ve bu da otizm özelliklerinin daha geniş ruh sağlığı risklerinden daha izole olduğunu ima etti. Bu bulgu hem şaşırtıcı hem de ayıklatıcıydı, çünkü otizmin tek bir birleşik durum olmadığını, ancak ne zaman tanındığına bağlı olarak farklı etkileri olan bir dizi yol olduğunu gösterdi.

Bu bölümün merkezinde, otizmin her zaman mevcut olsa da, teşhis zamanına bağlı olarak farklı deneyimlendiği gerçeği yatmaktadır. Erken teşhis, anlayışla çerçevelenmiş bir çocukluk dönemi sağlarken, geç teşhis genellikle kimlik oluşumunun zaten kırılgan ve ruh sağlığının hassas olduğu ergenlik dönemiyle örtüşür. Bu farklılık, erken teşhis konulan bireylerin genellikle daha istikrarlı bir seyir izlerken, geç teşhis konulanların depresyon, TSSB veya kendine zarar verme risklerinin daha yüksek olduğunu açıklar. Ayrıca, teşhis bilmecesinin otizmin tespit edilip edilmediğini sormakla değil, tespit edildiğinde ortaya çıkacak sonuçları anlamakla ilgili olduğunu da öne sürer.

Oysa hikâye yalnızca riskler ve kırılganlıklarla ilgili değil. Aynı zamanda dayanıklılık ve uyumla da ilgili.

Erken tanı alan aileler, genellikle şüphelendikleri şeye bir isim vermenin ve bu isimle birlikte geleceğe yön verecek bir harita bulmanın verdiği rahatlamayı anlatırlar. Benzer şekilde, daha sonra tanı alan bireyler de genellikle derin bir netlik hissi, neden mücadele ettiklerine dair geriye dönük bir anlayış yaşarlar. Onlar için tanı bir tedavi değil, hayatlarını nihayet odak noktasına getiren bir bakış açısıdır. Dolayısıyla tanı bilmecesi sadece bilimle değil, aynı zamanda anlamla da ilgilidir: Otizme isim verme eyleminin bir hayatın gidişatını nasıl değiştirdiğiyle.

Bu bağlamda, bölüm bir paradoksla kapanıyor. Otizmin kendisi, teşhis edildiği zamana bağlı olarak değişmeyebilir, ancak bu teşhis etrafında kurulan yaşam kesinlikle değişir. Erken teşhis ruh sağlığını koruyabilir ve istikrar sağlayabilirken, geç teşhis genellikle riskler taşır, ancak aynı zamanda kendini keşfetme anları da getirir. Teşhis yaşı, aynı nörolojik rahatsızlığa sahip iki çocuğu çok farklı yollara sokan bir yol ayrımı görevi görür. Bunun neden olduğunu ve bu bilgiyi tüm otizmli bireylere yönelik desteği iyileştirmek için nasıl kullanabileceğimizi anlamak, bu kitabın temel misyonudur.

Bölüm 2 – Tarih Boyunca Otizm

Otizm, bugün bahsettiğimiz haliyle, yalnızca birkaç on yıl öncesine dayanan bir kavramdır; ancak kökenleri çok daha eskilere, farklı isimler altında tarihe işlenmiş, onu tanımlayacak kelime dağarcığına sahip olmayan toplumlar tarafından yanlış anlaşılmış ve yanlış etiketlenmiştir. Otizmin tarih boyunca öyküsü, psikiyatrinin bilimsel ilerlemesi kadar, toplumların farklılıkları nasıl görmeyi seçtikleriyle de ilgilidir. Teşhisin neden bugün önemli olduğunu anlamak için, öncelikle otizmin tanımının nasıl evrildiğini; felsefe, tıp, psikiyatri ve kültür merceklerinden nasıl değiştiğini ve hem içgörü hem de hata izleri bıraktığını anlamamız gerekir.

Tıp biliminin psikiyatrik bir dil oluşturmasından önceki yüzyıllarda, bugün otistik olarak anlaşılabilecek bireyler genellikle ahlaki, dini veya felsefi açıklamalarla değerlendirilirdi. Bazıları "eksantrik dahiler" olarak görülür, dar konulara yoğun odaklanmaları takdir edilirdi ama asla kategorize edilmezdi. Diğerleri "tuhaf", "deli" veya hatta "cinli" olarak damgalanırdı ve toplumlar beklenen normlarla uyuşmayan davranışları açıklamakta zorlanırdı. Orta Çağ'dan kalma tarihsel anlatılar, sosyal oyunlardan uzaklaşan, alışılmadık şekillerde konuşan veya dünyadan kopuk görünen çocukları anlatır. Bu tür çocuklar genellikle yük veya merak konusu olarak görülür, kendilerine özgü bir biliş ve anlayış biçimlerine sahip oldukları fikri nadiren verilirdi. Farklılıkları fark edilirdi, ancak asla sistematik olarak anlaşılmazdı.

Sonradan otizm olarak adlandırılacak olgunun ilk kıpırtıları, psikiyatrinin bir disiplin olarak zihinsel yaşamı kategorize etmeye çalıştığı 19. yüzyılın sonları ve 20. yüzyılın başlarında başladı. 1911'de İsviçreli psikiyatrist Eugen Bleuler "otizm" terimini ortaya attı, ancak bugün kullandığımız anlamda değil. Şizofreni üzerine çalışan Bleuler için "otizm", hastalarında gözlemlediği bir semptom olan gerçeklikten iç bir fantezi dünyasına çekilmeyi tanımlıyordu. Bu, tek başına bir tanı değil, kopuşu belirtmek için kullanılan bir kelimeydi. Bleuler, terminoloji seçiminin daha sonra tamamen yeni bir psikiyatrik anlayış alanının temelini oluşturacağını öngöremezdi. Yine de tanımı temel bir gözlemi yansıtıyordu: Bazı bireyler dünyayla beklenen şekilde etkileşime girmiyor, bunun yerine içsel düşünce ve odaklanma kalıplarına çekiliyorlardı.

1940'lar kritik bir dönüm noktasıydı. Bağımsız ve sınırlar ötesinde çalışan iki isim otizmi daha net bir şekilde odak noktasına getirdi. 1943'te, Amerika Birleşik Devletleri'nde çalışan Avusturya doğumlu bir psikiyatrist olan Leo Kanner, çarpıcı biçimde benzer özelliklere sahip on bir çocuğu anlatan çığır açıcı bir makale yayınladı. Sosyal etkileşimdeki derin zorluklarını, aynı olma konusundaki ısrarlarını ve olağanüstü ayrıntı hafızalarını kaydetti. Kanner bu duruma "erken çocukluk otizmi" adını verdi. Bu çocukların sadece şizofreni olmadığını, geleneksel anlamda zihinsel engelli de olmadıklarını vurguladı; aksine, benzersiz bir gelişim profili sergilediler. Ayrıntılı vaka tanımları, katı rutinlerle yönetilen ve değişime dirençli, ayrı bir dünyada yaşayan çocukların resmini çizdi.

Hemen hemen aynı dönemde, Nazi işgali altındaki Viyana'da çalışan Hans Asperger, "otistik psikopati" olarak adlandırdığı bir grup erkek çocuğunu tanımladı. Gözlemleri Kanner'in gözlemleriyle önemli ölçüde örtüşüyordu, ancak Asperger, çocukların dil becerilerini ve özel ilgi alanlarına yoğun odaklanmalarını vurguluyordu. Kanner'in grubunun aksine, denekleri genellikle gelişmiş bir kelime dağarcığı ve dil bilgisi sergilese de, iletişimleri alışılmadık bir resmiyet ve karşılıklılık eksikliğiyle belirgindi. Asperger, bu çocukların bazılarının etkileyici akademik veya teknik beceriler geliştirdiğini, ancak sosyal zorluklarının devam ettiğini belirtti.

Kanner ve Asperger'in paralel keşifleri onlarca yıl boyunca coğrafya ve tarih açısından bölünmüş olarak kaldı. Kanner'in "erken çocukluk otizmi", İngilizce konuşulan psikiyatride baskın çerçeve haline gelirken, Asperger'in savaş sırasında Almanca yayınlanan çalışmaları, 1980'lerde yeniden keşfedilene kadar büyük ölçüde göz ardı edildi. Bu yeniden keşif, daha sonra otizm anlayışını, günümüzde spektrum olarak bilinen, derin iletişim sorunları olan bireylerden ince ama önemli sosyal farklılıklara sahip bireylere kadar uzanan bir sürekliliğe genişletecekti.

Ancak 20. yüzyılın ortaları bir berraklık dönemi değil, bir karmaşa dönemiydi. Otizm sıklıkla yanlış anlaşılıp yanlış sınıflandırılıyordu; sınırları şizofreni ve çocukluk psikozu ile belirsizleşiyordu. Birçok çocuk haksız yere kurumlara yerleştiriliyor, farklılıkları gelişimsel farklılıktan ziyade akıl hastalığı belirtileri olarak yorumlanıyordu. Aileler sıklıkla suçlanıyordu.

1950'ler ve 1960'larda teorileri baskın olan psikolog Bruno Bettelheim, otizmin anne soğukluğu ve duygusal ihmalden kaynaklandığını öne sürerek "buzdolabı anneler" fikrini kötü bir şekilde savundu. Daha sonra itibarını yitirmesine rağmen, bu teori sayısız aileye derin duygusal zararlar verdi. Çocukları için yardım arayan annelere, çocuklarının otizminin sebebinin kendileri olduğu söylendi; bu acımasız ve asılsız suçlama, otizmin nörogelişimsel bir durum olarak anlaşılmasına yönelik ilerlemeyi geciktirdi.

Bu on yıllar boyunca teşhis hem nadir hem de tutarsızdı. Sadece en belirgin şekilde etkilenen, dil ve davranışlarında derin farklılıklar gösteren çocuklar otizmli olarak tanınıyordu. Sayısız başka çocuk ise ya utangaç, eksantrik veya itaatsiz olarak görülüp ya da başka rahatsızlıklarla yanlış etiketlenerek gözden kaçıyordu. Erken konuşan ancak sosyal etkileşimde zorluk çeken bir çocuk, sadece tuhaf olarak görülebilirdi. Takıntılı ilgi alanlarına sahip bir ergen, tuhaf veya içe dönük olarak değerlendirilebilirdi. Yetişkinlerde ise otizm neredeyse hiç dikkate alınmadı ve bu da nesillerin kendi deneyimlerini anlamak için bir çerçeve olmadan yaşamalarına neden oldu.

Psikiyatrinin temel sınıflandırma sistemi olan Ruhsal Bozuklukların Tanısal ve İstatistiksel El Kitabı'nın (DSM) tanıtılması, otizmin resmi olarak tanınmasını yavaş yavaş şekillendirmeye başladı. 1952'deki ilk baskısında otizm ayrı bir kategori olarak mevcut değildi. Artık otistik olarak tanımlanacak çocuklara genellikle "çocukluk şizofrenisi" tanısı konuyordu; bu da otizmin erken bir psikoz türü olduğu yönündeki yaygın inancı yansıtıyordu.

Otizmin ayrı bir durum olarak tanınması ancak 1980'de DSM-III'te gerçekleşti ve "çocukluk otizmi" olarak adlandırıldı. Bu, otizmi şizofreni ile karıştırmaktan uzaklaşmak adına atılmış önemli bir adımdı; ancak tanım dar kaldı ve şu anda spektrumda olduğunu bildiğimiz hastalıkların yalnızca küçük bir alt kümesini kapsadı.

1987'de yayınlanan DSM-III-R, daha fazla çocuğun tanınabilmesi için tanımı genişleterek kriterleri genişletti. Bu aynı zamanda, otizmin tüm özelliklerini değil, bazı özelliklerini gösteren çocuklar için bir kategori olan "başka türlü adlandırılamayan yaygın gelişimsel bozukluk"u (PDD-NOS) tanıtan baskıydı. Bu, otizmin katı bir kutu değil, değişken bir sunum olduğunun kabulüydü. Daha sonra, 1994 DSM-IV'te Asperger bozukluğu, Hans Asperger'in onlarca yıl önceki çalışmalarının etkisini yansıtarak resmen dahil edildi. Bu dahil etme, bilişsel olarak yetenekli ve dilsel olarak akıcı ancak sosyal ve davranışsal olarak farklı olanlara farkındalık getirdi. Yıllarca farklılık hissiyle mücadele eden birçok yetişkin için bu kabul, kendini anlamanın kapısını açtı.

Bu değişimlerin doruk noktası, 2013 yılında yayınlanan ve otizmle ilişkili tanıları tek bir çatı altında birleştiren DSM-5'te ortaya çıktı: otizm spektrum bozukluğu (OSB). Bu değişiklik, Asperger bozukluğu ve PDD-NOS gibi alt kategorileri ortadan kaldırarak, otizmin bir şiddet ve destek ihtiyaçları yelpazesinde var olduğunu vurguladı. Tartışmalı olsa da (bazıları Asperger etiketinin kaldırılmasının bir kimliği yok ettiğini düşünüyordu), bu yeniden sınıflandırma, otizmin birden fazla ayrı bozukluk değil, çeşitli tezahürlere sahip tek bir durum olduğu anlayışını vurguladı.

Tanı kriterlerindeki her değişiklik, yalnızca klinisyenlerin otizme yaklaşımını değil, kimin tanındığını da etkiledi. Önceki on yılların dar tanımları, özellikle kadınlar ve daha incelikli özelliklere sahip olanlar olmak üzere birçok kişiyi dışladı. Otizm özellikleri sıklıkla farklı şekillerde ortaya çıkan kız çocukları ve kadınlar, tanı modelleri öncelikli olarak erkek çocukları üzerinde yapılan çalışmalara dayandığından, özellikle göz ardı edilme eğilimindeydi. Kültürel önyargılar bu görünmezliği daha da kötüleştirdi; bir kültürel ortamda otizmli olarak kabul edilen davranışlar, başka bir kültürel ortamda kişilik tuhaflıkları olarak reddedilebilirdi. Dolayısıyla otizmin tarihi yalnızca bilimsel ilerlemeyle ilgili değil, aynı zamanda kimin görüldüğü ve kimin görülmediğiyle de ilgilidir.

Psikiyatrinin değişen tanımlarının yanı sıra, toplumun otizm algısı da değişti. 20. yüzyılın ikinci yarısında, çocukları için daha iyi hizmetler arayan ebeveynlerin öncülüğünde otizm savunuculuğu hareketleri ortaya çıkmaya başladı. Kuruluşlar eğitim hakları için çabaladı ve bu da Amerika Birleşik Devletleri'nde otizmli çocukların uygun eğitim olanaklarına sahip olmasını zorunlu kılan Engelli Bireyler Eğitim Yasası (IDEA) gibi yasaların çıkarılmasına yol açtı. Otizm yavaş yavaş kamu bilincine girdi ve artık tamamen psikiyatri hastanelerinde saklı kalmıyor veya ebeveyn başarısızlığı olarak yanlış anlaşılmıyor.

20. yüzyılın sonları ve 21. yüzyılın başlarında, otistik sesler anlatıyı yeniden şekillendirmeye başladı. Birçoğu geç veya tamamen yanlış teşhis konmuş otistik yetişkinler, yalnızca zorluklarının değil, güçlü yönlerinin de tanınması için savunuculuk yapmaya başladılar.

Nöroçeşitlilik hareketi, otizmi tedavi edilmesi gereken bir hastalıktan ziyade insan bilişinin bir varyasyonu olarak yeniden çerçevelendirerek, kabullenmeyi, desteği ve farklı düşünme biçimlerinin değerini vurguladı. Bu hareket, tarihsel yanlış yorumlamaların zararlarına dikkat çekti ve anlatının eksiklikten farklılığa kaymasını talep etti.

Geriye dönüp baktığımızda, otizmin tanınmasının evriminin ne doğrusal ne de basit olduğu açıkça görülüyor. Bleuler'in bu kelimeyi ilk ortaya atmasından, Kanner ve Asperger'in örtüşen keşiflerine, onlarca yıllık kafa karışıklığı ve suçlamaya ve nihayet modern spektrum modeline kadar, otizmin psikiyatrideki yeri, farklılıklara yönelik daha geniş toplumsal tutumları yansıtmıştır. Kriterlerdeki her değişiklik, tanımlardaki her kayma, kimin ne zaman, ne kadar sürede ve ruh sağlığı üzerinde ne gibi bir etkiyle tanı aldığı konusunda gerçek sonuçlar doğurmuştur. Otizmi tanıyan sistemlerde erken tanı konulanlar, müdahalelere, desteğe ve açıklamalara -sınırlı da olsa- erişebiliyordu. Göz ardı edilenler ise genellikle yıllarca yanlış anlaşılmalara, zorbalığa ve tedavi edilmemiş ruh sağlığı sorunlarına katlanmış, ancak daha sonra deneyimlerinin aslında bir adı olduğunu keşfetmişlerdir.

Otizmin tarih boyunca uzanan hikâyesi henüz bitmedi. Her nesil, yeni bilim, yeni kültürel farkındalık ve yeni savunuculuk ışığında durumu yeniden tanımlıyor. Değişmeyen gerçek ise, otizmin her zaman var olduğu, tarih boyunca farklı düşünen, farklı yaşayan ve farklı görülen insanların yaşamlarına dağılmış olduğu gerçeğidir. Ancak şimdi onları daha net görmeye başlıyoruz, ancak bugün bile birçok kişi tanı sınırlarının ve toplumsal kör noktaların yarattığı çatlaklardan sıyrılmaya devam ediyor.

Tarih bize hem temkinli hem de umutlu bir hayat bırakır. Tedbirli, çünkü yanlış anlamanın egemen olmasına izin verildiğinde, ebeveynler suçlandığında, bireyler akıl hastanesine kapatıldığında veya kendilerine uymayan etiketlerle silindiğinde ne kadar büyük bir hasara yol açtığını hatırlatır. Umutlu, çünkü otizmin - yelpazesinin, çeşitliliğinin, insanlığının - giderek daha fazla tanınması, daha kapsayıcı geleceklere giden yolları açar. Otizmin bulmacası, bir tedavi veya yok etme değil, bir tanıma ve anlama bulmacasıdır. Tarihini izlemek, ne kadar yol kat ettiğimizi görmek ve daha yapılacak çok şey olduğunu fark etmektir.

Bölüm 3 – Nörogelişimsel Plan

İnsan beyninin mimarisi, dünyayı nasıl algıladığımız, hissettiğimiz ve bağ kurduğumuz gizemini her zaman içinde taşımıştır. Otizmi anlamak için, yapı ve işlevdeki küçük sapmaların derin izler bıraktığı bu karmaşık plana yolculuk etmek gerekir. Otizm, biyolojide tek bir nokta değil, duygu, hareket, hafıza ve sosyal anlayışı yöneten bölgelere dağılmış bir farklılıklar ağıdır. Bu bölgeler arasında beyincik, amigdala ve daha geniş sosyal biliş ağları, araştırmalarda tekrar tekrar ortaya çıkar ve her biri, otistik bireylerin dünyayı nasıl algıladığı ve bu algının tanı konulduğunda nasıl farklılaştığı konusunda izlerini taşır.

Ders kitaplarında sıklıkla motor fonksiyonların koordinatörü olarak anılan beyincik, ilk tanımlarının önerdiğinden çok daha karmaşık bir rol oynar. Beynin arkasında, sıkıca katlanmış yoğun bir doku kümesi olarak yer alır ve yüzyıllar boyunca yalnızca vücudun denge bekçisi olarak hizmet ettiği düşünülmüştür. Ancak modern sinirbilim, beyinciğin yalnızca bir motor düzenleyici değil, bilişi, duyguyu ve hatta sosyal etkileşimi etkileyen bir merkez olduğunu göstermiştir. Otizmde, belirli lobüllerin boyutundaki azalmadan diğer beyin bölgeleriyle atipik bağlantı örüntülerine kadar, beyincik gelişiminde sürekli olarak farklılıklar gözlemlenmiştir. Bu farklılıklar, birçok otistik çocuğun motor koordinasyon, tekrarlayan davranışlar ve dikkat düzenleme konusunda neden erken dönemde zorluklar gösterdiğini açıklamaya yardımcı olabilir.

Göz temasından kaçınan veya ismine tepki vermekte zorlanan bir yürümeye başlayan çocuk hayal edilebilir. Ebeveynler genellikle bu ince belirtileri iki yaşından önce, hatta bazen daha erken ortaya çıktığını hatırlarlar. Beyinciğin farklılıkları burada rol oynayabilir ve duyusal girdinin nasıl bütünleştirilip filtrelendiğini etkileyebilir. Görüntüleri, sesleri ve dokunuşları tutarlı deneyimlere kusursuz bir şekilde harmanlamak yerine, çocuk aşırı yüklenme veya bozulma yaşayabilir ve bu da içe kapanmaya veya artan hassasiyete yol açabilir. Otopsi çalışmaları ve gelişmiş görüntüleme tekniklerinden elde edilen araştırmalar, beyinciğin yapısal düzensizliklerinin otizmin en erken ve en tutarlı belirtileri arasında olduğunu defalarca göstermiştir ve erken farklılıkların nasıl ortaya çıktığına dair bir fikir vermektedir.

Ardından, temporal lobun derinliklerinde yer alan badem şeklindeki yapı olan amigdala gelir; duygu ve korkudaki rolüyle ünlüdür. Amigdala uzun zamandır beynin alarm sistemi olarak tanımlanmıştır; tehditleri işler ve yüz ifadeleri ve ses tonu gibi sosyal sinyalleri yönlendirir. Otizmli bireylerde, amigdala hacmi ve aktivitesindeki farklılıklar, çocukluk ve ergenlik döneminde çarpıcı sonuçlarla belgelenmiştir. Bazı çocuklarda yaşamın erken dönemlerinde büyümüş amigdalalar görülür ve bu da artan duygusal tepkilere ve yoğun kaygıya yol açar. Diğerlerinde ise azalmış aktivite veya prefrontal korteksle bağlantıda değişiklik örüntüleri görülür; bu da duyguların düzenlenmesini bozar ve sosyal etkileşimleri zorlaştırır.

Otizmde amigdalanın rolü, sosyal zorlukların neden kayıtsızlık olarak değil de yanlış kalibrasyon olarak ortaya çıktığını açıklamaya yardımcı olur.

Bir çocuk boş boş bakabilir çünkü duygusal derinlikten yoksundur; başkalarından gelen sinyaller - gülümsemeler, kaş çatmalar, ince jestler - bunaltıcı, kafa karıştırıcı veya tutarsız bir şekilde işlendiği için. Zamanla bu uyumsuzluklar birikerek, çocuğun erken yaşta otistik olarak mı tanınacağını yoksa mücadelelerinin daha sonraki yıllara kadar gizli mi kalacağını, hatta bazen sosyal karmaşıklığın yoğunlaştığı ergenlik döneminde mi ortaya çıkacağını etkiler. Farklı bir şekilde çalışan bir amigdalanın yükü, sosyal geri çekilme, yoğun fobiler veya yaşla birlikte daha da belirginleşen depresyon ve anksiyeteye yatkınlık olarak kendini gösterebilir.

Bu belirli yapıların ötesinde, genellikle sosyal beyin olarak adlandırılan, insanların ilişkileri, empatiyi ve paylaşılan dikkati yönetmesini sağlayan birbirine bağlı bölgelerin bir koleksiyonu olan geniş bir ağ bulunur. Bu ağ, üst temporal sulkus, fuziform yüz alanı ve medial prefrontal korteksi içerir. Bakış yönünü tespit etmemizi, yüz ifadelerini yorumlamamızı ve başkalarının ne düşünebileceğini hayal etmemizi sağlayan mekanizmadır. Otizmde, bu bölgelerin işleyişindeki farklılıklar, göz temasının neden doğal hissettirmediğini, alaycılığın neden yanlış anlaşıldığını veya grup dinamiklerinin neden bu kadar yorucu bir zorluk oluşturduğunu ortaya koyar. Fonksiyonel MRI çalışmaları, nörotipik bireylerin sosyal görevler sırasında bu alanlarda güçlü bir aktivasyon gösterirken, otistik bireylerin genellikle azalmış veya atipik örüntüler gösterdiğini ve bunun beynin sosyal bilgileri nasıl düzenlediğinde bir farklılaşmaya işaret ettiğini göstermiştir.

Otizmin nörogelişimsel planını kavramak, bu farklılıkların statik olmadığını, yaşla birlikte geliştiğini fark etmektir. Yaşamın erken dönemlerinde, beyinciği duyusal bütünleşmeyle mücadele eden bir çocuk, erken teşhisi teşvik eden açık ve belirgin davranışlar sergileyebilir: konuşma bozukluğu, tekrarlayan hareketler, motor becerilerde zorluklar. Ebeveynler ve doktorlar açık işaretler gördükçe, tanımaya giden yol doğrudandır. Ancak başka bir çocuk için beyin farklılıkları daha incelikli olabilir ve sosyal talepler artana kadar uykuda kalabilir. Amigdalanın yanlış ayarlamaları, akran baskısı, duygusal ilişkiler ve öz farkındalığın sosyal beyinden eskisinden daha fazlasını talep ettiği ergenliğe kadar kendini tam olarak ortaya koymayabilir. Bu bireylerde tanı genellikle geç konur; çünkü otizmin daha önce olmaması değil, sinirsel temellerinin telafi, zekâ veya salt adaptasyon tarafından maskelenmesi nedeniyle.

Erken ve geç teşhisin önemi biyolojiyle tam da bu noktada kesişir. Erken teşhis konulan bir çocuk genellikle beyninin gelişen ağlarını güçlendirmeye yardımcı olan müdahalelerden yararlanır. Göz temasını teşvik etmek için tasarlanmış terapiler, duyusal aşırı yüklenmeyi azaltmak için yapılandırılmış rutinler ve iletişimi teşvik eden stratejiler, serebellum ve amigdalanın nasıl uyum sağladığını etkiler. Beynin kendini yeniden yapılandırma konusundaki olağanüstü kapasitesi olan nöroplastisite, erken çocukluk döneminde zirveye ulaşır. Bu dönemdeki destek, zorlukları hafifletebilir ve gelişimsel yörüngeleri daha istikrarlı bir hale getirebilir.

Ancak geç teşhis konanlar için ergenlik farklı bir manzara sunar. Yıllardır sosyal ipuçlarını farklı şekillerde işlemenin zorluğuyla boğuşan amigdala, ergenliğin çalkantılarıyla çarpışır.
Arkadaşlıklar, kimlik ve yakınlık arasında aniden yol almak zorunda kalan sosyal beyin, zayıflıklarını daha da belirgin bir şekilde ortaya koyar. Depresyon ve anksiyete genellikle ayrı durumlar olarak değil, beyin fonksiyonlarındaki temel farklılıkların tamamlayıcısı olarak ortaya çıkar. Çalışmalar, daha sonra teşhis edilen otistik bireylerin bu ruh sağlığı sorunlarını geliştirme risklerinin önemli ölçüde daha yüksek olduğunu ve nörogelişimsel yapılarının, erken destek desteği olmadan onları duygusal sıkıntılara daha açık hale getirdiğini göstermiştir.
Daha canlı bir şekilde ifade etmek gerekirse, ormanın kenarında duran ve her biri kendi beyni tarafından çizilmiş bir harita taşıyan iki çocuk hayal edilebilir. Erken teşhis konmuş çocuk için harita pürüzlüdür, eksik yollar ve işaretlerle doludur; ancak yetişkinler devreye girerek haritayı yeniden çizmesine yardımcı olur, araçlar, stratejiler ve işaretler sağlar. Geç teşhis konmuş çocuk içinse harita onun sırrı olarak kalır; yanlışlıkları onları tek başına kafa karıştırıcı patikalara sürükler. Başkaları fark ettiğinde, onlar çoktan ormanın derinliklerine dalmış, yolları yıllarca süren yanlış anlaşılmış deneyimlerle karmaşıklaşmış olabilir. Beyinciğin duyusal uyumsuzlukları, amigdalanın duygusal hataları ve sosyal beynin yanlış yorumlamaları, yalnızca gelişimsel yollarını değil, aynı zamanda zihinsel sağlık sorunlarına karşı savunmasızlıklarını da şekillendirerek sessizce katkıda bulunmuştur.

Genetik, bu plana yeni bir boyut daha katıyor. Beyinde gözlemlenen örüntüler, sinaptik işlev, sinirsel bağlantı ve bağışıklık tepkileriyle ilişkili gen kümelerinin otizme katkıda bulunan faktörler olarak ortaya çıktığı genetik çalışmalarda sıklıkla yansıtılıyor. Bu genlerden bazıları beyincik ve amigdalanın gelişimini doğrudan etkileyerek, görüntüleme çalışmalarında görülen yapısal ve işlevsel farklılıkların temelini oluşturuyor. Diğerleri ise nöronların ağlar arası iletişim kurma biçimini şekillendirerek sosyal beynin bilgiyi işleme verimliliğini değiştiriyor. Birlikte, bazı çocukları daha erken, daha belirgin belirtilere, bazılarını ise daha sonra fark edilemeyen daha incelikli özelliklere yatkınlaştıran biyolojik bir tablo çiziyorlar.

Son yirmi yılda yapılan araştırmalar, bu nörogelişimsel plan ile teşhis zamanlaması arasındaki bağlantıyı sürekli olarak güçlendirmiştir. Boylamsal MRI taramaları kullanan bir çalışma, erken teşhis konulan çocuklarda genellikle bebeklik yıllarında büyümüş amigdalalar sergilediğini ortaya koymuştur; bu özellik, ebeveynlerinin artan kaygı ve duyusal güçlükler bildirmeleriyle örtüşmektedir. Bu çocuklar, davranışları gelişimsel normlardan daha belirgin bir şekilde farklılaştığı için daha erken fark edilmiştir. Buna karşılık, geç teşhis konulan çocuklarda ise genellikle ancak ergenlikte belirginleşen amigdala farklılıkları görülmüştür; bu da ailelerin bildirdiği sosyal kaygı, depresyon ve akran zorbalığı artışlarıyla örtüşmektedir.

Beyincik de benzer bir hikaye anlatır. Yapısal farklılıklar, erken dönemde ortaya çıkar ancak belirtileri çok belirgin değildir; ancak bazen sadece beceriksiz veya dikkatsiz görünen küçük çocuklarda fark edilmeyebilir.

Bu çocuklar okul çağına geldiklerinde, öğrenme, koordinasyon ve davranış üzerindeki etki daha belirgin hale gelir, ancak öğretmenler belirtileri nörolojik farklılıklardan ziyade dikkatsizlik veya davranış sorunları olarak yorumladıkları için teşhis yine de gecikebilir. Bu farklılıklar ne kadar uzun süre fark edilmezse, sosyal ve akademik ortamlarda tekrarlayan başarısızlıklar açıklanamayan bir şekilde biriktikçe, öz saygı ve ruh sağlığı üzerindeki olumsuz etki de o kadar büyük olur.

Aynı aile içinde bile, bu plan farklı şekillerde ortaya çıkabilir. Kardeşlerden biri anaokulundan önce otizm teşhisi alabilir ve gelişimsel farklılıkları göz ardı edilemeyecek kadar belirgin olabilir. Bir diğeri ise liseye kadar, sosyal uyum baskılarının zorluklarını ortaya çıkardığı ana kadar fark edilmeyebilir. Genetik benzerlikler onları birbirine bağlayabilir, ancak beyin gelişimi, çevre ve zamanlamanın etkileşimi hayatlarının gidişatını belirler. Sonuçları şekillendiren sadece genler veya yapılar değil, her ikisinin de zaman içinde dinamik olarak gelişmesidir.

Otizmin nörogelişimsel planının anlatısı, eksiklik değil, farklılık üzerine kuruludur. Otizmli bireylerde beyincik, amigdala ve sosyal beyin bozuk değildir; farklı şekilde organize olmuşlardır ve dünyayı deneyimlemenin farklı yollarını üretirler. Bu farklılıklar zorluklar getirebilir - değişimle başa çıkmada zorluk, bunaltıcı duygular, sosyal yanlış anlamalar - ama aynı zamanda yoğun odaklanma, benzersiz bakış açıları ve başkalarının gözden kaçırdığı kalıpları görmenin getirdiği yaratıcılık gibi güçlü yanları da beraberinde getirebilir. Ancak bu güçlü yanların gelişip gelişmeyeceği veya zorlukların baskın olup olmayacağı genellikle farkındalığın ne zaman geldiğine ve toplumun bu sinirsel planlara nasıl tepki verdiğine bağlıdır.

Geleceğe baktığımızda, yeni teknolojiler anlayışımızı daha da geliştirmeyi vaat ediyor. Beyin görüntüleme araçları giderek daha hassas hale geliyor, genetik çalışmalar kalıtımın karmaşık ağlarını haritalıyor ve müdahaleler giderek bireysel profillere göre uyarlanıyor. Ancak temel ders, ilk ipuçlarının ortaya çıktığı zamandan beri aynı: otizm beynin mimarisine, gelişimi hem incelikli hem de derin yollarla yönlendiren devrelere ve yapılara kazınmış durumda. Bu şablonu okumak, farklılığı patolojik hale getirmek değil, anlamak, teşhis zamanlamasının şablonun kendisini değiştirdiği için değil, onu ne kadar erken okuyup tepki verebileceğimizi belirlediği için önemli olduğunu fark etmektir.

Beyindeki otizmin hikâyesi, nihayetinde yolların hikâyesidir: beyincik, amigdala, sosyal beyin ve bu farklılıkların farkına varıldığında şekillenen gelişimsel yollar içindeki sinir yolları. Bu hikâye, her çocuğun beyninin kıvrımlarına ve genlerinin kodlarına yazılmış benzersiz bir harita taşıdığını hatırlatır. Bazı haritalar erken fark edilir ve desteklenir, bazıları ise zorluklar onları ortaya çıkarana kadar gizli kalır. Bilimin, tıbbın ve toplumun görevi, hiçbir haritanın okunmamasını, hiçbir planın yanlış anlaşılmamasını ve hiçbir çocuğun kendi yarattığı ormanda yalnız başına dolaşmasını önlemektir.

Bölüm 4 – Genler, Biyoloji ve Çevre

Otizmin neden bazı çocuklarda ortaya çıkıp diğerlerinde çıkmadığı sorusu, araştırmacıları, aileleri ve klinisyenleri onlarca yıldır meşgul etmektedir. Davranışların ve beyin yapılarının altında, biyoloji ve koşulların iç içe geçtiği daha derin bir nedensellik katmanı yatmaktadır. Bugün bildiğimiz şekliyle otizm, tek bir nedene değil, genetik miras ve gelişimi döllenmeden itibaren şekillendiren çevresel koşulların karmaşık etkileşimine dayanmaktadır. Otizmin köklerini anlamak, doğa ve yetiştirmenin birbirinden ayrılamaz olduğu, etkilerinin örtüştüğü, birbirini güçlendirdiği ve bazen de birbirini dengelediği bir alana girmek demektir.

Otizm, nörogelişimsel durumlar arasında en güçlü kalıtsal bileşenlerden birine sahiptir. İkiz çalışmaları bunu ortaya çıkaran ilk çalışmalar arasındaydı ve özdeş ikizlerin çift yumurta ikizlerine göre her ikisinin de otistik olma olasılığının çok daha yüksek olduğunu gösterdi. Özdeş ikizlerden birine teşhis konulursa, diğerinin de genetik materyalinin yalnızca yarısını paylaşan kardeşlere kıyasla teşhisi paylaşma olasılığı önemli ölçüde daha yüksektir. Bu çarpıcı uyum, erken dönemde genetiğin rolüne işaret ederek otizmin en azından kısmen beyni oluşturan DNA'ya yazılı olduğunu öne sürdü. Ancak kalıtım basit değildir. Otizm, tek bir genin tek bir özelliği dikte ettiği Mendel genetiğinin temiz çizgilerini izlemez. Bunun yerine, yüzlerce -belki de binlerce- gen, bazıları diğerlerinden daha güçlü, küçük etkilere katkıda bulunur ve bir çocuğun gelişimini şekillendirmek için karmaşık şekillerde birleşir.

Son yirmi yılda yapılan genetik çalışmalar, otistik bireylerde sıklıkla görülen belirteçleri ortaya çıkarmıştır. Bunlardan bazıları, sinapsların iskeletlenmesinde rol oynayan SHANK3 veya beyin gelişimi sırasında gen ifadesini düzenleyen CHD8 gibi tek genlerdeki nadir mutasyonları içerir. Bu genlerdeki mutasyonlar, genellikle zihinsel engellilik ve tıbbi komplikasyonlarla birlikte görülen derin otizmin formlarına yol açabilir. Ancak bu tür tek gen nedenleri kural değil, istisnadır. Daha yaygın olarak otizm, her biri beyin bağlantısını, sinaps oluşumunu veya nörotransmitter dengesini ince yollarla değiştiren birçok genetik varyasyonun kümülatif etkisinden kaynaklanır. Sonuç, otizme giden tek bir yol değil, her biri biraz farklı biyolojik senaryoda kodlanmış birçok yoldur.

Genetiğin hikâyesi kalıtımla bitmez. Bazen otizm, bilim insanlarının de novo mutasyonlar olarak adlandırdığı, ebeveynlerden herhangi birinden miras alınmayan ancak sperm, yumurta veya embriyo oluşumu sırasında kendiliğinden oluşan genetik kod değişiklikleri sonucunda ortaya çıkar. Bu mutasyonlar, biyolojinin öngörülemez doğasını vurgular ve otizmin daha önce hiç öyküsü olmayan ailelerde bile ortaya çıkabileceğini hatırlatır. Bu durumlarda, ebeveynler genellikle hem şok hem de suçluluk hisseder ve mutasyon tamamen kendi kontrolleri dışında ortaya çıkmış olsa bile, neyi farklı yapabileceklerini merak ederler.

Ancak genler tek başına tüm hikayeyi anlatamaz. Öyle olsaydı, özdeş ikizler her zaman otizm açısından uyumlu olurdu, ancak araştırmalar durumun böyle olmadığını ortaya koyuyor.

DNA'ları neredeyse aynı olan özdeş ikizler arasında bile, biri teşhis alırken diğeri alamayabilir veya belirtilerin ciddiyeti farklı olabilir. Bu farklılık, çevrenin kritik rolüne işaret ediyor; bir zamanlar acımasızca ve yanlış bir şekilde öne sürülen ebeveynlik tarzları gibi yüzeysel bir çevre değil, rahmin biyolojik ortamı, doğum koşulları ve hassas erken yıllarda nörolojik gelişimi şekillendiren maruziyetler.

Doğum öncesi sağlık, genetik yatkınlıkla etkileşime giren temel çevresel faktörlerden biri olarak ortaya çıkmaktadır. Araştırmalar, hamilelik döneminde anne sağlığının (beslenme, bağışıklık sistemi ve toksinlere maruz kalma gibi faktörler) otizm riskini etkileyebileceğini göstermiştir. Örneğin, hamilelik döneminde annede görülen enfeksiyonlar, inflamatuar yanıtın fetal beyin gelişimini etkileyebilmesi nedeniyle, yavrularda nörogelişimsel farklılıkların görülme olasılığının artmasıyla ilişkilendirilmiştir. Benzer şekilde, doğum öncesi dönemde belirli ilaçlara veya kirleticilere maruz kalmanın, genetik olarak duyarlı çocuklarda otizme katkıda bulunabilen sinir yollarında hafif değişikliklerle ilişkilendirildiği görülmüştür.

Doğum faktörleri de önem taşır. Prematüre doğum, düşük doğum ağırlığı veya doğum sırasında oksijen eksikliği gibi komplikasyonlar, daha yüksek otizm teşhis oranlarıyla ilişkilendirilmiştir. Bunlar kesin nedenler değil, genetik yatkınlıkla etkileşime girebilecek stres faktörleridir. Genetik yapısı zaten bozulmuş sinirsel bağlantılara yatkınlık yaratan bir çocuk, perinatal komplikasyonların getirdiği ek yükün, dengeyi otizmin belirginleşmesi yönünde değiştirdiğini görebilir.

Tam tersine, aynı komplikasyonları yaşayan ancak genetik yatkınlığı olmayan başka bir çocuk tipik olarak gelişebilir; bu da biyoloji ve çevrenin ayrılmazlığını bir kez daha ortaya koyar.

Beslenme ve erken biyokimyasal ortam da rol oynar. Nöral tüp gelişimi için kritik bir besin olan folat, bazı çalışmalarda koruyucu olarak vurgulanmış ve hamilelik öncesi ve sırasında folik asit takviyesi alan annelerin çocuklarında otizm oranlarının daha düşük olduğu görülmüştür. Öte yandan, bazı vitamin eksiklikleri, anne metabolizmasındaki dengesizlikler veya kurşun ve cıva gibi ağır metallere maruz kalmanın, hafif nörogelişimsel değişikliklere neden olduğu gösterilmiştir. Bu faktörlerin hiçbiri tek başına etki etmez ve hiçbiri tek başına otizme neden olmaz, ancak genetik yatkınlıklarla birlikte bir risk ortamı yaratırlar.

Bu etkileşimin ilgi çekici bir boyutu, teşhis zamanlamasının bu genetik ve çevresel etkilerin doğasını nasıl yansıtabileceğidir. Otizmleri sinaptik yapı genlerini içerenler gibi daha derin genetik mutasyonlarla bağlantılı olan çocuklar genellikle erken ve belirgin gelişimsel farklılıklar gösterir. Davranışları, yaşamın ilk yıllarındaki tipik dönüm noktalarından keskin bir şekilde farklılaşır ve bu da erken tanı ve teşhise yol açar. Bu çocuklar, konuşmada gecikmeler, motor koordinasyon sorunları ve gözden kaçırılması zor tekrarlayan davranışlar sergileyebilirler. Nörogelişimsel planları büyük ölçüde genetik determinizm tarafından şekillendirilir ve çevre, destekleyici veya değiştirici bir rol oynasa da durumu nadiren tamamen maskeler.

Buna karşılık, otizmi genetik varyantların daha incelikli bir birikimi ve çevresel faktörlerle etkileşimi sonucu ortaya çıkan çocuklar, daha yavaş ve farklılaşan profiller geliştirebilirler. Konuşmaları zamanında ortaya çıkabilir, erken oyunları alışılmadık görünmeyebilir ve farklılıklar ancak geç çocukluk veya ergenlik döneminde sosyal talepler arttıkça belirginleşir. Daha sonra teşhis konulan bu bireyler, sosyal karşılaştırma, akran baskısı ve kimlik oluşumuyla dolu bağlamlarda karşılaştıkları zorluklar nedeniyle genellikle en karmaşık süreçlerle karşı karşıya kalırlar. Gecikmiş tanı, daha az otizmin değil, çevreyle daha az belirgin şekillerde kesişen bir nörogelişimsel sürecin yansımasıdır.

Çevrenin rolü biyolojinin ötesine, otizmin doğrudan nedenleri olmasa da tanı ve teşhis olasılığını etkileyen sosyal koşullar alanına uzanır. Kaynak açısından zengin bir ortamda, özenli pediatrik bakım ve gelişimsel dönüm noktalarının farkında olan ebeveynlerin bulunduğu bir çocuğun erken teşhis alma olasılığı daha yüksektir. Farklılıkların normalleştirildiği, göz ardı edildiği veya önemsenmediği bir ortamda yaşayan başka bir çocuk ise yıllarca teşhis alamayabilir. Burada biyoloji ve sosyal çevre, otizmin varlığını değil, görünürlüğünü belirleyen şekillerde kesişir. Dolayısıyla, teşhis zamanlaması yalnızca biyolojiyle değil, bağlam, erişim ve farkındalıkla da ilgilidir.

Bilim insanları otizmin kökenlerini çözmeye çalışırken, giderek daha fazla geniş çaplı genetik ve epidemiyolojik çalışmalara yöneliyorlar. Dizileme teknolojisindeki gelişmeler, binlerce bireyde risk genlerinin belirlenmesini sağlarken, nüfus çalışmaları doğum öncesi maruziyetler, doğum komplikasyonları ve daha sonraki teşhisler arasındaki korelasyonları izliyor.

Ortaya çıkan tablo olağanüstü karmaşıklıkta: genler temeli oluşturuyor, çevre yapıyı şekillendiriyor ve şans her ikisini de etkiliyor. Otizmi tek başına açıklayan bir yol yok, ancak her biri her bireyde farklı bir ağırlığa sahip olan birden fazla yolun bir araya gelmesi, bugün gördüğümüz çeşitli sunum yelpazesini yaratıyor.

Bu gerçeklikle yüzleşen aileler, kendilerini genellikle umut ve korku arasında sıkışmış bulurlar. Ebeveynler, çocuklarının durumu veya gelecekteki çocukları için riskler hakkında netlik kazanmak amacıyla genetik test yaptırabilirler, ancak kesin olmayan veya olasılıkçı sonuçlarla karşılaşırlar. Genetik bir belirteç riski artırabilir ancak sonucu garanti etmez ve aileleri belirsizlik içinde bırakır. Benzer şekilde, doğum öncesi sağlıkla ilgili sorular -hastalıklar, ilaçlar, beslenme alışkanlıkları- acı verici şüpheler uyandırabilir; ancak gerçekte otizmin nedenleri, tek bir faktöre bağlanmak için fazla dağınık ve çok faktörlüdür. Araştırmacılar, ne ebeveynlerin seçimlerinin ne de tekil olayların otizmi belirlediğini tekrar tekrar vurgularlar; ancak insanın açıklama ihtiyacı, gerçeğin yalnızca olasılık örüntüleri olduğu durumlarda insanları neden-sonuç ilişkisi kurmaya iter.

Onlarca yıllık araştırmalardan elde edilen en önemli bulgulardan biri, genlerin ve çevrenin nadiren tek başına hareket ettiğidir. Sürekli bir diyalog içinde çalışırlar. Sinirsel uyarılmaya genetik yatkınlığı yüksek bir çocuk, doğum öncesi iltihaplanma veya erken yaşam stresörleri bu uyarılabilirliği artırmadığı sürece otistik özellikler göstermeyebilir.

Başka bir çocuk, belirgin bir genetik belirteç taşımayabilir, ancak aşırı erken doğum veya ciddi perinatal komplikasyonlardan sonra otizm benzeri özellikler geliştirebilir. Bazıları ise risk faktörlerini miras alabilir, ancak erken müdahalelerin ve destekleyici bağlamların zorlukları azalttığı ve güçlü yönlerini vurguladığı besleyici ortamlarda başarılı olabilirler. Otizm, yalnızca kodlanmış bir kader değildir; yaşamın başladığı ve geliştiği ortamların şekillendirdiği biyolojinin hikayesidir.

Zamanlama merceğinden bakıldığında, bu gen-çevre etkileşimi uzun gölgeler bırakır. Üç yaşında teşhis konulan çocuk, farklılıklarının göz ardı edilmesini imkânsız kılan nadir genetik mutasyonlar taşıyor olabilir. On dört yaşında teşhis konulan ergen, gelişimin daha sonraki aşamalarında çevresel stres faktörleriyle kesişen daha incelikli bir biyolojik temeli yansıtıyor olabilir. Depresyon veya anksiyete gibi ruh sağlığı sorunlarına ilişkin riskler genellikle şu kalıpları izler: Otizmi daha sonra ortaya çıkanlar, genlerinin daha zayıf olmasından değil, gelişimsel yollarının onları daha uzun süre tanınmadan, anlaşılmadan veya desteklenmeden savunmasız bırakmasından dolayı daha savunmasızdır.

Bilim ilerledikçe bulmacanın bir kez ve sonsuza dek çözüleceğini, araştırmacıların bir gün her vakadan sorumlu genlerin ve çevresel tetikleyicilerin kesin kombinasyonunu belirleyeceğini hayal etmek cazip gelebilir. Ancak otizm böyle bir basitliğe direnir. Tek bir durum değil, nörogelişimsel plandaki sayısız varyasyondan doğan bir spektrumdur. Her birey, bazıları genetik, bazıları çevresel, bazıları da şans eseri şekillenen benzersiz bir etki kümesi taşır. Bilimin görevi bu karmaşıklığı tek bir formüle indirgemek değil, her yola uygun destek sağlayabilecek kadar net bir şekilde haritalamaktır.

Otizmin kökenlerinin hikâyesi, nihayetinde insan çeşitliliğinin hikâyesidir. Her beyin, genler ve çevrenin diyalogunun bir ürünüdür; her çocuk ise miras ve deneyimin bir karışımıdır. Otizm, bu diyaloğun olası birçok sonucundan birini, nörogelişim alanında alternatif bir yolu temsil eder. Otizmi bu şekilde görmek, getirdiği zorlukları inkâr etmek değil, kökenlerinin silinmesi gereken hatalar değil, anlaşılması gereken farklılıklar olduğunu kabul etmektir. Erken veya geç olsun, teşhis konulduğunda, bu bir hastalığın açığa çıkmasından ziyade, doğumdan çok önce başlayan, genlere kazınmış, rahim tarafından şekillendirilmiş, koşullar tarafından biçimlendirilmiş bir yolun kabul edilmesidir.

Sonuç olarak genler, biyoloji ve çevre, her biri anlaşılması gereken ancak tek başına yeterli olmayan bir üçlü kuvvet oluşturur. Kesişirler, ayrılırlar ve tekrar birleşirler; hiçbir hikaye birbirinin aynısı değildir. Otizm, bu etkileşimden doğar ve yaşamın karmaşık koreografisinin bir kanıtıdır. Bilim ve toplum için anahtar, tek bir nedeni sonsuza dek aramak değil, otizmin ne zaman fark edildiğini, nasıl ortaya çıktığını ve gerçekliğini yaşayanlar için ne anlama geldiğini şekillendiren etki katmanlarını takdir etmektir.

Bölüm 5 – Spektrum Açıklaması

İnsanlar otizm kelimesini ilk duyduklarında genellikle tek bir görüntü canlandırırlar: göz temasından kaçınan, rutinleri tercih eden, geleneksel yollarla bağlantı kurmakta zorlanan bir çocuk. Ancak otizm hiçbir zaman tek bir resim olmamıştır. Her zaman bir mozaik, kolayca kategorize edilemeyen, sürekli genişleyen bir örüntü ve farklılık kümesi olmuştur. "Spektrum" kelimesi tesadüfen değil, zorunluluktan seçilmiştir, çünkü otizmli iki birey birbiriyle aynı değildir ve özelliklerinin yelpazesi çoğu kişinin hayal edebileceğinden daha geniştir. Otizmi anlamak, sabit tanımlardan uzaklaşıp güçlü yönlerin ve zorlukların bir arada var olduğu, kimlik ve tanının iç içe geçtiği ve tanı yaşının genellikle tüm farkı yarattığı akışkan alana adım atmamızı gerektirir.

Spektrumun hikayesi değişkenlikle başlar. Bir ailede, akıcı konuşan ancak sosyal etkileşim kurallarını kafa karıştırıcı bulan, alaycılığı, üslubu veya dile getirilmeyen beklentileri kaçıran bir çocuk olabilir. Başka bir ailede ise, çok az konuşan veya hiç konuşmayan, kendini ifade etmek için jestlere, resimlere veya teknolojiye güvenen bir çocuk olabilir. Bir genç, arkadaşlık ilişkilerinde zorluk çekerken matematik veya sanatta başarılı olarak akademik olarak başarılı olabilir. Bir diğeri ise sınıfta tökezlese de müzik, desenler veya mekanik detaylar konusunda olağanüstü bir hafızaya sahip olabilir. Bu farklılıklar tesadüfi değildir; otizmin özünü oluştururlar.

Araştırmacılar, yirminci yüzyılın sonlarında spektrum metaforunu kullanmaya başladılar; bunun nedeni yalnızca klinik tabloların çok çeşitli olması değil, aynı zamanda daha önce asla bir araya getirilmeyecek bireyleri de aynı tanı şemsiyesinin kapsamasıydı. Bir zamanlar "Asperger sendromu" ile etiketlenen, sağlam bir dille tanımlanan ancak önemli sosyal güçlükleri olan bir çocuk, bugün derin gelişimsel gecikmeleri olan biriyle aynı otizm spektrum bozukluğu teşhisini alabilir. DSM-5'te tek bir spektrum tanısına doğru ilerleme tartışmalıydı, ancak bir gerçeği kabul ediyordu: otizm, kutulara düzgünce bölünemez. Tıpkı bir tuvalde birbirine karışan renkler gibi, yetenekler, yaşlar ve deneyimler arasında yayılır.

Özelliklerin kendileri ilk bakışta tutarlı görünen alanlara ayrılır: sosyal iletişim, kısıtlı ilgi alanları ve tekrarlayan davranışlar. Ancak her alanın içinde çeşitlilik çok büyüktür. Örneğin sosyal iletişimi ele alalım. Bazı kişiler son derece resmi veya bilgiç bir üslupla konuşur, ifadeleri veya gerçekleri ezberler ve bunları konuşmanın içine titizlikle örerler. Diğerleri, etkileşimleri yapılandırmak için filmlerden veya kitaplardan replikleri tekrarlayarak senaryolara güvenebilir. Bazıları ise düşünce eksikliğinden değil, dilin ağır, garip veya gereksiz gelmesinden dolayı sessizliği tercih edebilir. Ortaya çıkan şey, genel bir eksiklik değil, sosyal anlamın nasıl işlendiği, yorumlandığı ve ifade edildiği konusunda bir farktır.

Kısıtlı ilgi alanları, genellikle takıntılı veya sıra dışı olarak tasvir edilir ve bir başka örnektir. Bir çocuk için bu, dinozorlar hakkında ansiklopedik bir bilgi, türleri ve jeolojik dönemleri kolayca adlandırma şeklinde olabilir.

Bir diğeri için, tren tarifelerinin, video oyunu mekaniklerinin veya gök haritalarının karmaşık bir şekilde incelenmesi olabilir. Yetişkinler de bu tutkularını ileriye taşır, bazen kariyerlerine, bazen de derin bir mutluluk getiren hobilerine kanalize ederler. Klinik terimlerle "kısıtlı" olarak etiketlenen şey, gerçek hayatta bir kimlik dayanağı, bir uzmanlık kaynağı, hatta daha geniş bir topluma bir armağan haline gelebilir.

Sonra duyusal işleme var; günlük olarak bununla yaşamayanlar tarafından sıklıkla hafife alınan bir özellik. Çoğu kişi tarafından neredeyse hiç fark edilmeyen floresan ışıklarının uğultusu, spektrumdaki biri için sağır edici gelebilir. Bazı kumaşların dokusu dayanılmaz olabilir ve giyinmeyi günlük bir mücadele haline getirebilir. Tersine, bazıları duyusal girdiye ihtiyaç duyabilir, derin bir baskı, sallanma hareketleri veya yüksek, ritmik sesler arayabilir. Bu duyusal örüntüler, bireylerin nereye gittiklerini, ne yediklerini ve dünyayla nasıl etkileşim kurduklarını etkileyerek tüm rutinleri şekillendirebilir. Erken teşhis konulan bir çocuk için duyusal aşırı yüklenme, kalabalık alanlarda sinir krizleri olarak ortaya çıkabilir. Daha sonra teşhis konulan bir ergen için, yalnızca davranışı gören ancak duyusal köklerini görmeyen öğretmenleri ve ebeveynleri şaşırtan kaçınma, sosyal geri çekilme veya kaygı olarak kendini gösterebilir.

Spektrum kavramı, otizmin bazı bireylerde yıllarca gizli kalmasını açıklamaya yardımcı olur. Sözel becerileri sosyal mücadelelerini maskeleyen bir çocuk, sosyal dünyanın daha karmaşık ve acımasız hale geldiği ergenlik dönemine kadar fark edilmeyebilir. Kısıtlı ilgi alanları sosyal olarak kabul edilebilir hobilerle (okuma, hayvanlar, sanat) örtüşen bir kız çocuğu, mekanik nesnelere olan hayranlığı tuhaf görülen bir erkek çocuğundan daha uzun süre radar altında kalabilir.

Spektrumun değişkenliği kültürel beklentiler ve cinsiyet normlarıyla kesişiyor; bu da tanı zamanlamasının yalnızca biyolojiyle ilgili olmadığı, aynı zamanda toplumun davranışı nasıl yorumladığıyla da ilgili olduğu anlamına geliyor.

Yaş burada kritik bir rol oynar. Erken teşhis konmuş çocuklar genellikle belirgin belirtiler gösterir: gecikmiş konuşma, göz teması eksikliği, alışılmadık motor örüntüleri veya yeni ortamlarda derin sıkıntı. Ebeveynler fark eder, klinisyenler gözlemler ve teşhis konur. Ancak geç teşhis konmuş bireyler, özellikle de daha incelikli özelliklere sahip olanlar, daha yavaş bir gelişim süreci yaşarlar. Sosyal zorluklar, akranlar nüanslı iletişim, alaycılık veya karmaşık grup dinamikleri beklemedikçe belirginleşmeyebilir. Duygusal mücadeleler, ergenlik öz-bilinç ve sosyal karşılaştırmayı artırana kadar ortaya çıkmayabilir. İşte bu nedenle, beyinlerinde ve genlerinde farklılıklarla doğan iki otizmli çocuk, spektrumun başkalarına ne zaman kendini gösterdiğine bağlı olarak tamamen farklı yollarda yürüyebilir.

Spektrumdaki güçlü yönlerin farkına varmak, zorluklar kadar hayati önem taşır. Desen tanıma, bireylerin başkalarının gözden kaçırdığı bağlantıları görmesini sağlayan bu güçlü yönlerden biridir. Bu, matematik, kodlama, tasarım veya problem çözmede olağanüstü becerilere dönüşebilir. Yaratıcılık genellikle beklenmedik şekillerde gelişir; otistik düşünürler bakış açılarını değiştiren sanat, müzik veya edebiyat eserleri üretirler. Odaklanma da bir güçlü yön olabilir ve ilgi çeken görevlere yoğun konsantrasyon uygulanır. Bazıları için bu odaklanma akademik başarı getirir; diğerleri içinse niş alanlarda yeniliklere yol açar. Bir bağlamda katılığa neden olabilen aynı özellik (örneğin rutinlere ısrar etmek), başka bir bağlamda azim ve kararlılığa dönüşebilir.

Spektrumu anlamak, aynı zamanda klişeleri yıkmayı da gerektirir. Otizm her zaman görünür değildir. Her zaman köşelerde sallanan sessiz çocuklar veya denklem çözen tuhaf dâhiler gibi medya tasvirlerine benzemez. Evlenen, çocuk yetiştiren ve kariyer yapan yetişkinleri de kapsar. Farklılıklarını onlarca yıl boyunca gizleyen, ancak tükenmişlik veya depresyonun daha derin kökleri ortaya çıktıktan sonra hayatlarının ilerleyen dönemlerinde teşhis alan kadınları da kapsar. Sesleri sözlü olmayan ancak teknoloji veya sanat aracılığıyla canlı bir şekilde iletişim kuran bireyleri de kapsar. Otizmden bir spektrum olarak bahsetmek, onu klişelere indirgemek değil, çeşitliliğine saygı göstermektir.

Bu çeşitliliğin etkileri derindir. Eğitimde, herkese uyan tek bir yaklaşım büyük ölçüde başarısız olur. Yapılandırılmış rutinlerle başarılı olan bir çocuk esnek bir sınıfta tökezleyebilirken, katı programlara direnen bir diğeri açık uçlu öğrenmede başarılı olabilir. Sağlık hizmetlerinde, spektrumun bir ucuna yönelik tasarlanmış tedaviler diğer ucundakilere uygun olmayabilir. Ruh sağlığında ise risk faktörleri keskin bir şekilde farklılık gösterir: Geç teşhis konanlar genellikle daha yüksek anksiyete, depresyon ve travma oranları bildirirler; bunun nedeni kısmen farklılıklarının yıllarca fark edilmemesi ve desteklenmemesidir.

Araştırmacılar artık spektrumun yalnızca davranışsal özellikleri değil, nörobiyolojik çeşitliliği de yansıttığını anlıyor. Beyin görüntüleme çalışmaları, bağlantı modellerinin farklılık gösterdiğini, bazı bölgelerin normal gelişime kıyasla aşırı, bazılarının ise yetersiz bağlantılı olduğunu göstermiştir. Sinaptik işlev, nöronal büyüme ve beyin bölgeleri arasındaki iletişimle ilişkili genler, bireyler arasında farklılık göstermektedir.

Bu bulgular, klinisyenlerin uzun zamandır gözlemlediği gerçeği pekiştiriyor: Otizm bir kontrol listesine indirgenemez. Özünde, biyoloji, çevre ve deneyim tarafından şekillendirilen bir nörogelişimsel çeşitlilik yelpazesidir.

Spektrum içinde ilerleyen aileler, karşılaştırmanın faydasız olduğunu çabucak öğrenirler. Bir ebeveyn, otistik çocuğunun matematik yarışmalarında başarılı olduğunu söylerken, kendisinin ayakkabı bağcığı bağlamakta veya gürültüye tahammül etmekte zorlandığını duyabilir. Oysa her iki çocuk da spektruma aittir. Her ikisinin de önemli ihtiyaçları, güçlü yanları ve gelecekleri vardır. Profesyoneller de varsayımlara direnmeli ve yalnızca tanıya dayanarak sonuçları tahmin etme tuzağından kaçınmalıdır. Spektrum dinamiktir; bireyler hiçbir kılavuzun tam olarak kavrayamayacağı şekilde büyür, uyum sağlar ve değişir.

Otizmin anlatısı son yıllarda önemli ölçüde değişerek, eksiklik temelli tanımlardan nöroçeşitliliğin tanınmasına doğru ilerledi. Spektrum kavramı da bu değişimle uyumlu bir şekilde, farklılıkların yalnızca birer engel değil, aynı zamanda insan gelişimindeki farklılıklar olduğunu vurguluyor. Bu, gerçek zorlukları görmezden gelmek anlamına gelmiyor; birçok birey önemli destek gerektiren engellerle karşı karşıya. Ancak otizmin yalnızca zorluklar değil, aynı zamanda toplumları zenginleştiren bakış açıları ve katkılar da getirdiğini kabul etmek anlamına geliyor.

Tanı zamanlamasının neden önemli olduğunu düşündüğümüzde, spektrum çerçevesi netlik sunar. Bir uçtakiler hızla tespit edilebilir, erken müdahale alabilir ve bazen iletişim veya duyusal zorlukları hafifleten terapilerden faydalanabilirler.

Daha incelikli özelliklere sahip olanlar, başarısızlık veya yabancılaşma duygularını içselleştirerek yıllarca tanınmadan yaşayabilirler. Teşhis konulduğunda, akıl sağlığı sorunları başlangıçtaki farklılıkları daha da kötüleştirmiş olabilir. Spektrum, bunun neden olduğunu anlamamıza yardımcı olur: çünkü otizm tek bir yol değil, birçok yoldur ve özelliklerin görünürlüğü, kişinin bu spektrumda hangi noktada yer aldığına bağlıdır.

Otizm, nihayetinde çözülmesi gereken bir bulmaca değil, anlaşılması gereken bir yelpazedir. Bunu fark etmek, dar tanımlardan uzaklaşıp şefkate yönelmek demektir. İnsan gelişiminin birçok farklı şekilde ortaya çıktığını, güçlü ve zayıf yönlerin yan yana var olabileceğini ve teşhis yaşının çok daha büyük bir hikâyenin sadece bir parçası olduğunu kabul etmektir. Yelpaze, tek bir anlatının baskın olmamasını sağlayarak, otizmin kategorilere uymakla ilgili olmadığını, karmaşıklığı kucaklamakla ilgili olduğunu hatırlatır.

"Spektrumda" ifadesi, aşırı basitleştirme riski taşısa da bu ruhu yakalar. Bir sürekliliği, bireylerin derecelendirilmediği, çeşitlilikleriyle tanındığı bir yeri ima eder. Sosyal iletişim, duyusal işleme, odaklanma ve yaratıcılıktaki farklılıkların anormallikler değil, insan zihninin uçsuz bucaksız manzarasının bir parçası olduğu bir gerçekliği ifade eder. Otizmi anlamak, spektrumun gerçek olduğunu, hayatları derinden şekillendirdiğini ve genişliğinin onu hem zorlu hem de olağanüstü kılan şey olduğunu kabul etmektir.

Erken teşhis konulanların ve geç teşhis konulanların hayatlarına baktığımızda spektrum bizim yol gösterici çerçevemiz olmaya devam edecek.

Bazı özelliklerin neden hızla ortaya çıktığını, bazılarının ise ancak baskı altında ortaya çıktığını görmemizi sağlayan mercektir. Bir çocuğun desteklenirken diğerinin göz ardı edilmesinin sebebidir. Ve otizmin çocuklukla veya kategorilerle sınırlı olmadığını hatırlatır; tüm bir yaşam süresine, kimliklere ve insan olasılıklarının sonsuz yelpazesine yayılır.

BÖLÜM 6 – ERKEN BELIRTILERI FARK ETME

"Otizm spektrum bozukluğu" kelimesi daha ağızdan çıkmadan çok önce, ebeveynler genellikle çocuklarında bir şeylerin farklı olduğunu hissederlerdi. Bir bakıcının sezgisi, çocuğun beklendiği gibi tepki vermediğinin sessiz farkındalığı, genellikle resmi teşhisler konulmadan çok önce ortaya çıkar. Bir çocuk okul öncesi çağa geldiğinde, ilk ipuçları genellikle aylarca hatta yıllarca varlığını sürdürür; incelikli ve kolayca gözden kaçabilir, ancak geriye dönüp bakıldığında anlamlıdır. Bu erken belirtileri fark etmek, yıllarca sessizce mücadele etmekle zamanında destek ve müdahaleyle şekillenen bir yaşam arasındaki farkı yaratabilir.

Otizmin en erken belirtileri genellikle sosyal etkileşimde ortaya çıkar. Bazı bebekler isimlerine tutarlı bir şekilde tepki vermez, diğer çocukların aksine yüzlerini çevirebilir veya sesi algılayamazlar. Ebeveynler, çocuğun sürekli olarak seslendiğini, dışarıdan gelen uyarılardan etkilenmeden kendi odaklanmasını sürdürdüğünü hatırlayabilir. Göz teması da bir diğer önemli göstergedir. Çoğu bebek doğal olarak bakıcılarıyla bakış arayıp tutarken, otizmli bazı çocuklar bundan kaçınır, yüzlerin ötesine bakar veya bunun yerine çevredeki nesnelere odaklanır. Bu kalıplar ilk başta önemsiz görünebilir, utangaçlık, dalgınlık veya geçici dikkat dağınıklığı olarak göz ardı edilebilir. Ancak bunlar, sosyal süreçlerdeki farklılıkları yansıtan daha geniş bir davranış kümesinin parçasıdır.

İletişim, erken belirtilerin ortaya çıktığı bir diğer alandır. Konuşma gelişimi gecikebilir veya gevezelik alışılmadık görünebilir, bebek seslendirmelerinde tipik olan melodik çeşitlilikten yoksun olabilir. Bazı çocuklar doğal bir şekilde el kol hareketi yapmaz, yaşlarına göre beklenenden daha az işaret eder veya el sallar. Diğerleri ise dili zamanında geliştirir, ancak alışılmadık şekillerde kullanır; ifadeleri kelimesi kelimesine tekrarlar, kelimeleri belli bir niyet olmadan tekrarlar veya konuşmaları dar konulara odaklar. Bu farklılıklar genellikle ebeveynlerin çocuklarının gelişiminin geleneksel yolu izlemediğini fark ettikleri ilk anlardır.
Alışılmadık oyun kalıpları daha fazla ipucu sağlar. Çoğu yürümeye başlayan çocuk, yetişkin davranışlarını taklit ederek bir bebeği beslemeyi veya oyuncak araba sürmeyi taklit ederek rol yapma oyunu oynarken, spektrumdaki çocuklar genellikle nesnelerle farklı etkileşimler kurarlar. Oyuncakları sıraya dizebilir, tekerlekleri tekrar tekrar döndürebilir veya bir oyuncağın tüm potansiyelini keşfetmek yerine tek bir yönüne yoğun bir şekilde odaklanabilirler. Bu davranış takıntılı veya katı görünebilir, ancak aynı zamanda belirli bir ilgi alanına yönelik yoğun bir merak ve katılımı da yansıtabilir. Bu kalıpları zaman içinde gözlemleyen uzmanlar, genellikle çocuğun oyununun beklendiği gibi gelişmediğini, akranları yaratıcı senaryoları keşfederken bile tekrarlayıcı veya dar odaklı kaldığını fark ederler.
Duyusal hassasiyetler, erken belirtilerin bir diğer ayırt edici özelliğidir. Bazı çocuklar günlük uyaranlara (sesler, dokular, ışıklar veya kokular) güçlü tepkiler vererek, bakıcılarına orantısız görünebilecek bir sıkıntı sergilerler. Diğerleri ise tepkisiz görünebilir ve genellikle acı, soğuk veya sosyal temas gibi güçlü tepkiler uyandıran uyaranlara çok az tepki verebilirler.

Duyusal işlemedeki bu farklılıklar günlük rutinleri karmaşıklaştırarak beslenmeyi, giyinmeyi veya uyumayı zorlaştırabilir. Aileler için bu zorluklar, çocuklarının dünyayı farklı deneyimlediğinin ilk somut kanıtı olabilir. Motor gelişim de erken belirtiler sağlar. Bazı çocuklar beceriksizlik, emekleme veya yürümede gecikmeler ya da alışılmadık duruş ve hareketler sergiler. El çırpma, sallanma veya tekrarlayan hareketler genellikle iki yaşından önce ortaya çıkar ve bu davranışlar sıradan gözlemciler tarafından tuhaflıklar olarak görülse de, eğitimli profesyoneller bunları sıklıkla otizme eşlik eden örüntüler olarak kabul eder. Bu motor belirtiler genellikle sosyal ve duyusal özelliklerle etkileşime girerek, topluca daha yakından gözlem ihtiyacını işaret eden bir davranış kümesi oluşturur.

Gerçek hayatta erken teşhis nadiren tek bir gözlemle gerçekleşir. Aksine, bu bir birikim sürecidir. Çocuk doktorları, terapistler ve eğitimciler, zaman içinde davranış kümelerini izleyerek gelişimi tipik dönüm noktalarıyla karşılaştırır ve farklı ortamlarda devam eden sapmaları not ederler. Vaka örnekleri bu süreci aydınlatır. Bir anne, on sekiz aylık oğlunun oyuncak arabalarını saatlerce pencere kenarına dizdiğini ve asla hayali senaryolara girmediğini hatırladı. Nadiren gözlerinin içine bakardı ve kendisiyle konuşulduğunda paralel bir dünyaya dalmış gibi görünürdü. Bu kalıplar, anneyi endişelerini çocuk doktoruna iletmeye yöneltti ve çocuk doktoru aileyi değerlendirmeye yönlendirdi ve iki yaşında teşhis konuldu. Erken teşhis, sosyal iletişimi ve duyusal düzenlemeyi destekleyen müdahaleleri mümkün kılarak çocuğun gelişimsel yörüngesini temelden şekillendirdi.

Başka bir örnek, konuşma gecikmesi nedeniyle ilk başta endişeye yol açan bir yürümeye başlayan çocukla ilgilidir. İlk vakanın aksine, bu çocuk sık sık göz teması kuruyor ve rol yapma oyunları oynuyordu, ancak seslere karşı aşırı bir hassasiyet gösteriyordu; evdeki yaygın seslere kulaklarını kapatıyordu. Annesi, oyun sırasında tekrarlayan ifadeler ve alışılmadık el hareketleri fark etmişti. İletişim farklılıkları, duyusal hassasiyet ve tekrarlayan davranışların birleşimi, üç yaşından önce bir değerlendirme yapılmasına yol açtı. Erken teşhis, ergoterapi ve dil desteğinin uygulanmasını sağlayarak günlük etkileşimleri kolaylaştırdı ve hem çocuk hem de aile için hayal kırıklığını azalttı.
Erken belirtilerin örüntüleri her çocukta aynı değildir. Özellikle kızlar genellikle daha ince farklılıklar gösterir. Bazıları dil becerilerini zamanında geliştirir ve göz temasını daha tutarlı bir şekilde sürdürür, bu da mevcut sosyal zorlukları maskeler. Kısıtlı ilgi alanları, sosyal olarak kabul görmüş aktivitelerle örtüşebilir ve bu da tespit edilmelerini zorlaştırır. Bu çocuklar, okul veya ergenlik baskıları sosyal farklılıkları ortaya çıkarana ve bireysel özellikler, cinsiyet normları ve teşhis zamanlaması arasındaki etkileşimi vurgulayana kadar genellikle fark edilmezler. Buna karşılık, erkek çocuklara daha sık erken teşhis konur; bunun nedeni belki de daha belirgin erken dönem davranışları veya sosyal farklılıkların gözlemlenebilir şekillerde beklentilerle çatışmasıdır.

Hem ebeveynler hem de profesyoneller, münferit olaylardan ziyade davranış kombinasyonlarına karşı dikkatli olmalıdır. Tek bir gecikmiş dönüm noktası, bir anlık göz kaçırma veya kısa bir öfke nöbeti, otizm belirtisi olarak nadiren yeterlidir. Ancak, bu belirtiler kümelenip aylarca devam ettiğinde, dikkat edilmesi gereken bir örüntüye işaret eder.

Tarama araçları, standartlaştırılmış anketler ve yapılandırılmış gözlemler bu kümelerin belirlenmesine yardımcı olur, ancak bunlar dikkatli bir dokümantasyona ve çocuklarını en iyi tanıyan bakıcıların katılımına bağlıdır.

Erken teşhis, farkındalık kampanyaları ve çocuk sağlığı uzmanlarına yönelik eğitimlerle desteklenmektedir. Profesyonellerin erken belirtileri tanıyacak şekilde eğitildiği toplumlarda, teşhis yaşı son yirmi yılda önemli ölçüde düşmüştür. Çocuk muayeneleri, yalnızca yürüme ve konuşma gibi önemli dönüm noktalarını değil, aynı zamanda ortak dikkat, jest ve mimikler ve sosyal ipuçlarına tepki gibi daha incelikli davranışları da kaydeden gelişimsel taramaları giderek daha fazla içermektedir. Bu yapılandırılmış değerlendirmeler, ebeveyn gözlemlerini tamamlayarak erken gelişimin daha eksiksiz bir resmini oluşturur.

Mevcut araçlara rağmen, gerçek hayattaki tespitler eşitsiz kalmaktadır. Kırsal veya hizmet yetersizliği çeken bölgelerdeki aileler uzmanlara erişimden yoksun olabilir veya endişeler dile getirildiğinde küçümseyici tepkilerle karşılaşabilirler. Kültürel faktörler de rol oynar; bazı toplumlarda gelişimsel farklılıklar normalleştirilir veya damgalanır, bu da değerlendirme ve tanıyı geciktirir. Bu durumlarda, erken müdahaleden fayda sağlayabilecek çocuklara tanı konulamaz ve davranışları nörogelişimsel farklılık belirtileri yerine tuhaflıklar veya kişilik özellikleri olarak yorumlanır.

Erken belirtilerin zamanlaması biyolojik ve genetik faktörlere göre de değişiklik gösterir. Beyin gelişimini etkileyen daha belirgin genetik mutasyonlara sahip çocuklar genellikle iki yaşından önce belirtiler gösterirken, daha hafif varyantlara sahip olanlar ancak karmaşık sosyal veya duyusal talepler altında farklılıklar gösterebilir.

Doğum öncesi sağlık durumu, doğum komplikasyonları ve stres faktörlerine erken maruz kalma gibi çevresel faktörler bu davranışları güçlendirebilir veya maskeleyebilir. Sonuç olarak, erken belirtilerin görünür hale geldiği yaş, biyoloji, çevre ve bağlamın dinamik bir kesişimidir ve bu da tespitin hem sanat hem de bilim olduğu fikrini pekiştirir.

Erken belirtiler fark edildiğinde, müdahale süreci başlar. Aileler, onları gelişim uzmanlarına, konuşma terapistlerine, ergoterapistlere ve psikologlara yönlendiren çocuk doktorlarına danışabilirler. Multidisipliner değerlendirmeler, davranış kalıplarını, duyusal işlemeyi, motor becerileri ve sosyal etkileşimi belgeleyerek, genellikle yapılandırılmış gözlemi ebeveyn görüşmeleri ve standart testlerle birleştirir. Konuşma ve dil terapisinden uygulamalı davranış analizine ve ergoterapi desteğine kadar uzanan erken müdahale programları, sosyal iletişimi güçlendirmeyi, sıkıntıyı azaltmayı ve bağımsızlığı teşvik etmeyi amaçlar. Bu müdahaleler, tutarlı belirtiler gözlemlenir gözlemlenmez başlatıldığında en etkilidir ve beynin erken yıllardaki esnekliğinden yararlanır.

Erken teşhis deneyimi, aile hayatını derinden etkiler. Ebeveynler, uzun zamandır fark ettikleri davranışlar için bir açıklama bulmanın verdiği rahatlamayı hissedebilirken, geleceğin neler getireceği konusunda endişe duyabilirler. Kardeşler, geniş aile ve bakıcılar, terapi ve düzenlemeleri içeren rutinlere uyum sağlamak zorundadır.

Ancak faydaları somuttur: Erken destek alan çocuklar genellikle iletişim becerilerinde iyileşme, kaygılarında azalma ve sosyal etkileşim kapasitelerinde artış gösterirler. Bu nedenle, erken belirtilerin fark edilmesi yalnızca tanısal değildir; aynı zamanda dönüşümseldir ve büyüme, ruh sağlığı ve yaşam kalitesi seyrini etkiler.

Öğretmenler ve erken çocukluk eğitimcileri de kritik bir rol oynar. Okul öncesi ve erken öğrenme ortamlarında, otizmin belirtilerini anlayan eğitimciler, sosyal, iletişimsel ve duyusal farklılık kalıplarını tanıyabilir, ailelerin endişelerini giderebilir ve destekleyici sınıf stratejileri sağlayabilir. Yapılandırılmış rutinlerden duyusal düzenlemelere kadar öğrenme ortamlarında yapılan değişiklikler, katılımı önemli ölçüde artırabilir ve davranışsal sıkıntıyı azaltabilir. Eğitimciler ailelerle iş birliği yaptığında, erken belirtilerin doğru yorumlanma olasılığı daha yüksek olur ve bu da çocuğun kendine özgü gelişimsel profiline uygun zamanında müdahalelerin yapılmasını mümkün kılar.

Teknoloji, geleneksel gözlemi giderek daha fazla destekliyor. Ev içi etkileşimlerin video analizi, ebeveynler tarafından kaydedilen gelişimsel dönüm noktaları ve yapay zekâ destekli tarama araçları, özellikle uzmanların az olduğu durumlarda erken teşhis için yeni yollar sunuyor. Bu araçlar, bakış, hareket ve seslendirmedeki, aksi takdirde gözden kaçabilecek ince sapmaları tespit ederek aileler ve profesyoneller için ek bir destek katmanı oluşturabilir. Ancak teknolojiye rağmen, insan gözlemi hala en önemli unsur olmaya devam ediyor. Bakım verenlerin yaşam deneyimleri, her gün fark ettikleri örüntüler, genellikle bir şeyin daha fazla araştırılması gerektiğinin ilk işaretidir.

Erken belirtileri anlamak, beklentileri belirlemek için de önemlidir. Çocuklarının farklılıklarının nörogelişimsel bir yelpazenin parçası olduğunun farkında olan ebeveynler, müdahalelere net ve odaklı bir şekilde yaklaşabilirler. Zorlukları ele alırken güçlü yönleri de vurgulayabilir, sınırlamalar yerine potansiyeli vurgulayan dengeli bir bakış açısı geliştirebilirler. Dolayısıyla erken teşhis, yalnızca terapilere açılan bir kapı değil, aynı zamanda aile anlayışının temeli olarak da işlev görerek öğrenmeye, sosyal gelişime ve duygusal refaha yönelik tutumları şekillendirir.

Özetle, erken belirtileri fark etmek karmaşık ve incelikli bir süreçtir. Sosyal, iletişimsel, duyusal ve motor davranışlara dikkat etmeyi, zaman içindeki örüntüleri değerlendirmeyi ve bireysel ve kültürel çeşitliliğin farkında olmayı gerektirir. Vaka örnekleri, erken teşhisin gelişimsel yolları nasıl değiştirebileceğini gösterirken, araştırmalar genetik, çevre ve bağlamın kritik etkileşiminin altını çizer. Zamanlama önemlidir: belirtiler ne kadar erken fark edilir ve ele alınırsa, büyümeyi, dayanıklılığı ve yaşam kalitesini teşvik etmek için müdahale fırsatı o kadar artar. Ancak yelpaze geniştir ve her çocuğun gelişimi kendine özgüdür. Erken teşhis etiketlemeyle ilgili değil, bireyselliğe saygı duyarak ihtiyaçları ele alan yollarla potansiyeli anlamak, desteklemek ve beslemekle ilgilidir.

Bölüm 7 – Ebeveynler Dedektif Olarak

Resmi bir teşhis konulmadan çok önce, ebeveynler genellikle kendilerini sessiz gözlemciler rolünde bulurlar; davranışları dikkatlice kataloglarlar, örüntüleri bir araya getirirler ve başkalarının gözden kaçırabileceği tutarsızlıkları sezerler. Özünde, çocuk gelişiminin karmaşık ortamında, oturma odalarında, oyun alanlarında ve sınıflarda ortaya çıkan ipuçlarını takip eden dedektiflerdir. Bu bakıcıların içgüdüleri nadiren tesadüfidir. Aylarca hatta yıllarca süren yakın gözlem, onlara hiçbir standart testin tam olarak yakalayamayacağı bir bilgi sağlar. Klinikçiler kontrol listelerine güvenirken, ebeveynler her bakışın, hareketin ve etkileşimin yaşanmış kaydını, yani anlatıyı taşırlar. Dedektiflik sinsice başlar. Bir anne, bebeğinin nadiren bakışlarıyla karşılaştığını, bunun yerine dönen oyuncaklara veya duvardaki gölgelerin titreşmesine yöneldiğini fark edebilir. Bir baba, yürümeye başlayan çocuğunun aynı cümleleri taklit olarak değil, bir ritüel olarak, içsel bir ritmi tatmin ediyormuş gibi görünen bir düzen içinde tekrar tekrar söylediğini gözlemleyebilir. Bu gözlemlere genellikle bir şeylerin olması gerektiği gibi olmadığına dair rahatsız edici bir his eşlik eder, ancak farkın kesin doğası belirsizliğini korur. Ebeveynler içgüdülerine güvenmeyi öğrenir, sıradan davranışların yanı sıra anormallikleri de sınıflandırır ve daha sonra çocuk doktorları ve uzmanlarla yapılacak görüşmelere rehberlik edecek zihinsel bir arşiv oluşturur.

Şüphe, çoğu zaman kendi duygusal yükünü taşır. Bakıcılar, aşırı tepki verip vermediklerini veya apaçık ortada olanı gören tek kişilerin kendileri olup olmadıklarını merak ederek, umut ve korku arasında sık sık gidip gelirler. Bu süreç yorucudur; kaçırılan her dönüm noktası veya sıra dışı davranış, gelişim çizelgeleri, anekdotlar ve arkadaşlardan ya da çevrimiçi topluluklardan gelen tavsiyelerle karşılaştırılarak tekrar tekrar incelenir. Bazı ebeveynler aile üyelerine içini dökerken, diğerleri yargılanma veya yanlış anlaşılma korkusuyla endişelerini sessizce dile getirirler. Hem titiz hem de son derece kişisel olan bu içsel sorgulama, genellikle otizmin resmi olarak tanınmasına giden ilk adımdır.

Vaka örnekleri bu süreci canlı bir şekilde aydınlatıyor. Bir aile, kızlarının on sekiz aylıkken nadiren nesnelere işaret ettiğini veya ilgi çekici bulduğu şeylere dikkat çekmeye çalıştığını hatırlıyordu. Birkaç kelime konuşmaya başlamıştı, ancak dili yüzeysel kullanıyordu ve ilk konuşmalarda beklenen doğal sıra alışından yoksundu. Arkadaşları onun bu görünüşteki bağımsızlığına değindiğinde, ailesi hem rahatlama hem de endişe duydu; hem "çok zeki" olmasından hem de sosyal gelişiminin geride kalmasından endişe duydular. Bu çelişkili izlenimler yaygındır ve erken otizm belirtilerinin incelikli gerçekliğini yansıtır: Güçlü yönler ve zorluklar aynı anda var olur ve genellikle birbirini maskeler.

Ebeveyn tespitini takip eden savunuculuk, başlı başına bir cesaret ve azim eylemidir. Aileler, genellikle yavaş, bürokratik veya otizmin nüanslı belirtilerine aşina olmayan tıbbi sistemlerle baş etmek zorundadır. Çocuk doktorları, başlangıçta endişeleri mizaç, utangaçlık veya "yetişecek" gecikmiş konuşmaya bağlayabilirler.

Okullar, davranışları nörogelişimsel farklılıkların bir tezahürü olarak değil, dikkat çekme veya meydan okuma olarak yorumlayabilir. Bu durumlarda, ebeveynler araştırmacı ve savunucu haline gelir, notlar toplar, videolar kaydeder ve örüntüleri net ve tutarlı bir şekilde sunarlar. Gözlemleri yalnızca anekdotlardan ibaret değildir; değerlendirme ve müdahaleye rehberlik eden kritik veri noktalarıdır.

Bu roldeki ebeveynlerin duygusal yolculuğu derindir. İlk şüpheler genellikle suçluluk ve kuşkuyla karışıktır. Acaba farklı bir şey mi yapmış olabilirlerdi? Beslenme, sosyalleşme veya uyarılma konusunda kritik adımları mı atlamışlardı? Kanıtlar biriktikçe, şüphe giderek kabullenmeye, kabullenme de doğrulamaya dönüşebilir. Teşhis nihayet doğrulandığında, bu deneyim rahatlama, keder ve karmaşık bir umut ve endişe karışımını uyandırabilir. Rahatlama, farkı anlamaktan, adlandırmaktan ve hedefli destek olasılığından gelir. Keder ise, çocuğun gelişiminin geleneksel olmayan bir yol izleyeceği ve ailenin sürekli olarak uyum sağlaması gereken zorluklar içerebileceği gerçeğiyle yüzleşmekten kaynaklanır.

Gerçek dünya senaryolarında, ebeveynler genellikle ev ve klinik uygulama arasında köprü görevi görürler. Ayrıntılı öyküler sunarlar, zaman içindeki davranış kalıplarını özetlerler ve çocuğun daha geniş çevresi içindeki anormallikleri bağlamlandırırlar. Bir ebeveyn, yürümeye başlayan çocuğunun tekrarlayan el çırpma hareketini tanımlayabilir, ne zaman ve neden meydana geldiğini, duyusal uyaranlarla nasıl etkileşime girdiğini ve çocuğun kendini düzenlemesine hangi stratejilerin yardımcı olduğunu belirtebilir. Klinisyenler bu bağlamsal bilgilere güvenir çünkü klinikteki hiçbir anlık görüntü, çocuğun yaşam deneyiminin genişliğini yakalayamaz. Bu nedenle, ebeveynlerin dedektiflik çalışması, doğru ve zamanında teşhis için çok önemlidir.

Gözlem genellikle bireysel davranışların ötesine, etkileşim örüntülerine uzanır. Ebeveynler, çocuklarının akranlarına nasıl tepki verdiğini, hayal kırıklığının nasıl ortaya çıktığını ve merakın katılımı nasıl yönlendirdiğini fark eder. Bir baba, oğlunu oyun alanında izlerken, diğer çocuklar akıcı bir şekilde oyunlar oluşturup oyuncaklarını paylaşırken, oğlunun tek başına, yalnızca kendisi için anlam ifade eden kurallara ve tekrarlara derinlemesine dalmış, ayrıntılı yapılar kurduğunu fark ettiğini hatırladı. Bu örüntü tekil bir olay değil, nihayetinde değerlendirmenin temelini oluşturan daha geniş bir davranış mozaiğinin (sosyal farklılıklar, tekrarlayan eğilimler ve odaklanmış ilgi alanları) bir parçasıydı.

Teknoloji, son yıllarda ebeveynlerin araştırma becerilerini geliştirdi. Akıllı telefonlar, aksi takdirde geçici veya bağlama özgü olabilecek davranışların video kaydına alınmasını sağlıyor. Ebeveynler konuşma kalıplarını, oyun aktivitelerini ve sosyal etkileşimleri kaydederek klinik gözlemi destekleyebilecek kanıtlar sunuyor. Çevrimiçi topluluklar, destek, içgörü ve karşılaştırma sunarak ebeveynlerin çocuklarının farklılıklarının, benzersiz olsa da, fark edilebilir kalıplar içinde var olduğunu görmelerini sağlıyor. Ancak en güçlü araç, zaman içinde dikkatli ve tutarlı gözlem yapmaya devam ediyor. Günler, haftalar ve aylar boyunca kalıpları not eden ebeveynler, davranışları yorumlamak ve önerilerde bulunmakla görevli klinisyenler için en zengin bilgileri sağlıyor.

Savunuculuk rolü genellikle duygusal emekle kesişir. Ebeveynler yalnızca veri toplamakla kalmaz, aynı zamanda gözlemlerini değerlendirme, terapi veya düzenleme taleplerine de dönüştürürler.

Bu süreç, özellikle endişeleri küçümseyen veya yönlendirmeleri geciktiren profesyonellerle karşı karşıya kalındığında, azim, netlik ve duygusal dayanıklılık gerektirir. Vaka çalışmaları, ebeveyn ısrarının nasıl daha erken teşhis ve müdahaleye yol açabileceğini ve gelişimsel sonuçları önemli ölçüde değiştirebileceğini göstermektedir. İki yaşındaki çocuklarında sosyal karşılıklılık ve oyun düzenlerinde ince farklılıklar fark eden bir aile, tekrarlanan pediatrik konsültasyonlara katılarak, dil gecikmelerini, duyusal hassasiyetleri ve sosyal etkileşimi ele alan erken müdahaleyi güvence altına aldı. Şimdi ilkokulda olan çocuk, iletişim ve başa çıkma becerilerinde belirgin bir iyileşme gösterdi; ebeveyn savunuculuğu olmasaydı bu ilerleme gecikebilirdi.

Ebeveynler genellikle davranışları izlemek ve yorumlamak için karmaşık yöntemler geliştirirler. Günlük etkileşimleri, uyku düzenlerini, uyaranlara verilen tepkileri veya duygusal tepkileri ayrıntılı olarak anlatan günlükler tutabilirler. Gürültü, aydınlatma, sosyal bağlam gibi çevresel faktörlerin davranışları nasıl etkilediğini gözlemleyebilir ve düzenlemeyi destekleyen müdahaleleri belgeleyebilirler. Bu ayrıntılı, uzunlamasına kayıt, kademeli olarak gelişen örüntülere bir bakış açısı sağlayarak, tipik değişkenliği nörogelişimsel farklılıklardan ayırt edebilen ince işaretleri ortaya çıkarır. Dedektiflik çalışması işte bu kayıtlarda ölçülebilir, eyleme geçirilebilir ve nihayetinde dönüştürücü hale gelir.

Bu yolculuğun duygusal yankısı abartılamaz. Birçok ebeveyn, dedektif rolüyle derin bir bağ kurar, çocuklarının deneyimlerine, ihtiyaçlarına ve tetikleyicilerine karşı daha duyarlı hale gelir. Davranışlar konusunda uzmanlaşır, rutinler konusunda uzmanlaşır ve tıp ve eğitim sistemlerinin savunucusu olurlar. Ancak bu yakınlık aynı zamanda stresi de artırabilir.

Dikkatli olmanın ağırlığı, savunuculuğun baskısı ve gelecekteki sonuçların belirsizliği, dayanıklılık, destek ve anlayış gerektiren duygusal bir manzara yaratır. Aileler, erken tanı ve müdahalede gereken uzun vadeli çabaları sürdürmek için genellikle destek ağlarına, kendileri için terapiye ve akran topluluklarına güvenirler.

Ebeveynler, dedektifler olarak otizmin daha geniş anlatısını da şekillendirir. Erken teşhis, hem gelişimsel ilerleme hem de ruh sağlığı açısından sürekli olarak daha iyi sonuçlarla ilişkilendirilir. Okul öncesi yıllarda başlatılan müdahaleler, nöroplastisiteden yararlanarak iletişimi, sosyal anlayışı ve uyum becerilerini geliştirir. Farklılıkları erken tespit eden ve değerlendirme yapan aileler, çocuklarının aksi takdirde yıllar içinde gecikebilecek terapiye erişmelerine yardımcı olur. Bu anlamda, ebeveyn içgörüsü klinik uygulamaya yardımcı bir unsur değil, temel bir unsurdur ve sonraki tüm adımlara rehberlik eden ilk farkındalık kıvılcımını sağlar.

Vaka anlatıları, ebeveynlerin dedektiflik çalışmalarının çeşitliliğini vurguluyor. Bir anne, kızının alışılmadık oyun alışkanlıklarını takip ettiğini hatırlıyor: bebekleri boyut ve renklerine göre düzenlemek, en sevdiği dizilerden replikleri tekrarlamak ve grup oyunlarına katılmaktan kaçınmak. Dikkatli gözlemi araştırmayla birleştirdi, çocuk sağlığı kılavuzlarına, çevrimiçi kaynaklara ve yerel destek gruplarına başvurdu. Çocuğun tekrarlayan davranışları ve dil farklılıkları devam edince, üç yaşından önce otizm teşhisi konmasına yol açan bir değerlendirme istedi. Erken müdahale, çocuğun katılımını ve özgüvenini topluca iyileştiren konuşma terapisi, sosyal beceri desteği ve duyusal uyumlamayı içeriyordu.

Anne daha sonra içgüdülerine güvenmenin ve davranışları belgelemenin zamanında destek almada kritik öneme sahip olduğunu belirtti.

Başka bir vakada, bir baba oğlunun sözel olarak ileri düzeyde olmasına rağmen gürültüye karşı aşırı hassasiyet gösterdiğini ve akran etkileşimlerinde zorluk çektiğini fark etti. Çocuğun öğretmenleri başlangıçta bu davranışları utangaçlık veya mizaç olarak nitelendirse de, babanın dikkatli kayıtları (tablolar, anekdot notları ve video kayıtları) ikna edici kanıtlar sağladı. Kaygı, sosyal karşılıklılık ve çevresel uyum konularını hedefleyen erken müdahale uygulandı. Zamanla çocuk, başa çıkma stratejileri ve daha fazla direnç geliştirdi ve ebeveyn dedektifliğinin nasıl doğrudan anlamlı bir gelişimsel desteğe dönüştüğünü gösterdi.

Dedektif rolü, resmi değerlendirmenin ötesine, sürekli savunuculuğa uzanır. Ebeveynler ilerlemeyi izlemeye, ortaya çıkan zorlukları belirlemeye ve müdahalelerin gelişimsel değişikliklere uyum sağlayacak şekilde gelişmesini sağlamaya devam eder. Bireyselleştirilmiş eğitim planları uygulamak için okullarla müzakere eder, terapi yoğunluğunu ayarlamak için terapistlerle çalışır ve okul öncesinden ilkokula geçiş gibi yeni sosyal veya duyusal talepler doğurabilecek geçişleri öngörürler. Bu aşamaların her birinde, erken gözlemde geliştirilen beceriler -detaylara dikkat, örüntü tanıma ve ince ipuçlarını yorumlama- çocuğun gelişimini ve refahını desteklemede merkezi bir rol oynamaya devam eder.

Ebeveynlerin dedektiflik çalışmaları, yaşanmış deneyimleri dinlemenin önemini de vurgular. Klinisyenler tanı ve müdahale konusunda uzmanlık sunarken, ebeveynler klinik ziyaretlerinde tekrarlanamayan bağlam, geçmiş ve sürekli gözlem sunarlar. Onların içgörüsü genellikle nörogelişimsel farklılıkların en erken ve en güvenilir göstergesidir ve klinik uygulamaya saygı duyulup entegre edildiğinde, teşhisi hızlandırır ve erken müdahalelerin etkinliğini en üst düzeye çıkarır.

Ebeveynlerin içgörüsüne güvenmek, profesyonellerin alçakgönüllülüğünü gerektirir. Çocuk doktorları, terapistler ve eğitimciler, nesnel değerlendirme ile bakım verenlerin gözlemlerine duyarlılık arasında denge kurmalıdır. İster inanmama, ister zaman kısıtlaması, ister tipik gelişimle ilgili varsayımlar olsun, ebeveynlerin endişelerini göz ardı etmek, tanı ve müdahaleyi geciktirme riski taşır. Tersine, ebeveynler temel ortaklar olarak görüldüğünde, onların dedektiflik çalışmaları değerlendirme sürecini zenginleştirir, çocuğun güçlü ve zayıf yönlerinin anlaşılmasını sağlar ve terapi ve destek için iş birliğine dayalı planlamayı teşvik eder.

Sonuç olarak, ebeveynler dedektif olarak, şüpheyi eyleme dönüştüren proaktif ve katılımcı yaklaşımın örnekleridir. Gözlemleri, savunuculukları ve ısrarları, otizmin erken teşhisi, zamanında müdahalelerin başlatılması ve çocukluk boyunca gelişimin sürekli desteklenmesi için çok önemlidir. Dedektif rolü yalnızca işlevsel değildir; aynı zamanda sevgi, ilgi ve çocuğun deneyimini anlama konusundaki bağlılığa dayanan derin bir ilişkiselliktir.

Ebeveynler, titiz gözlem, dikkatli dokümantasyon ve kararlı savunuculuk yoluyla ileriye giden yolu aydınlatır, sezgileri profesyonel uzmanlıkla birleştirir ve çocukların gelişmek için ihtiyaç duydukları takdiri ve desteği aldıklarından emin olurlar.

Ebeveyn tespitinin hikâyesi doğrusal değildir. Aylar ve yıllar boyunca gelişir ve berraklık, hayal kırıklığı, rahatlama ve belirsizlik anlarıyla işaretlenir. Ebeveynlerin yargılamadan gözlemlemeyi, varsayımda bulunmadan yorumlamayı ve korkmadan savunuculuk yapmayı öğrendikleri bir yolculuktur. Farklılıkları erken yaşta tespit eden ailelerin hikâyeleri derin bir gerçeği vurgular: Ebeveynler genellikle ilk ve en etkili savunuculardır, otizme işaret edebilecek davranış kalıplarının ilk ve en anlayışlı tanıklarıdırlar. Dedektiflik çalışmaları, farkındalığı müdahaleye dönüştürerek gelişim sürecini şekillendirir ve nihayetinde bir çocuğun hayatının gidişatını değiştirir.

Bölüm 8 – Erken Tanı Yolları

Erken belirtilerin fark edilmesinden resmi bir otizm tanısı almaya kadar geçen süreç genellikle hem yapılandırılmış hem de düzensiz bir yol izler; klinik protokoller, ebeveyn savunuculuğu ve sistemik engellerle belirlenir. Ebeveynler davranışlardaki ince farklılıkları fark edebilse de, tıbbi sistem bu gözlemlerin doğrulandığı, anlaşıldığı ve harekete geçildiği çerçeveyi sağlar. Pediatrik taramalar, gelişimsel kontrol listeleri ve yönlendirme yolları resmi kanallar olarak hizmet etse de, bu yol nadiren doğrusaldır. Erişim, farkındalık, kültürel algılar ve sosyoekonomik faktörler tarafından şekillendirilir ve erken müdahalenin gerçeğe dönüşüp dönüşmeyeceğini veya gecikmiş bir umut olarak kalıp kalmayacağını belirleyen karmaşık bir manzara yaratır.

Rutin pediatrik bakım, bir çocuğun gelişimi ile resmi sağlık sistemi arasındaki ilk kesişim noktasıdır. Bebeklikten erken çocukluk dönemine kadar düzenli aralıklarla planlanan sağlıklı çocuk kontrolleri, yalnızca fiziksel sağlığı izlemekle kalmaz, aynı zamanda gelişimsel dönüm noktalarını da takip eder. Çocuk doktorları, konuşma, motor beceriler ve sosyal etkileşimdeki olası gecikmeleri tespit etmek için yapılandırılmış taramalar kullanır. Genellikle Yürümeye Başlayan Çocuklarda Otizm için Değiştirilmiş Kontrol Listesi (M-CHAT) gibi geçerliliği kanıtlanmış araçlarla uygulanan bu taramalar, bakım verenlerden isme tepki verme, işaret etme, jestler, taklit ve göz teması gibi davranışları bildirmelerini ister. Tek bir "kırmızı bayrak" acil bir eyleme yol açmayabilir, ancak zaman içinde belgelenen davranış kümeleri, daha ileri değerlendirme ihtiyacını işaret eder.

Kırmızı bayrak kontrol listelerinin kullanımı erken teşhisin merkezinde yer almaktadır. Bu araçlar, nörogelişimsel farklılıklarla ilişkili gözlemlenebilir davranışlara dair yıllardır süren araştırmaları özetlemektedir. Bakıcılardan, çocuklarının taklit oyunları oynayıp oynamadığını, sosyal ipuçlarına yanıt verip vermediğini, basit talimatları takip edip etmediğini veya tekrarlayan hareketler sergileyip sergilemediğini not etmeleri istenir. Çocuk doktorları daha sonra bu tepkileri gelişimsel normlar bağlamında yorumlar ve ebeveyn bildirimlerini doğrulamak için çocuğu doğrudan gözlemler. Kontrol listeleri kesin tanılar değildir, ancak kapsamlı bir değerlendirmeyi hak eden çocukları belirleyen tarama araçları olarak işlev görür.

Sevk sistemleri, aileleri detaylı değerlendirmeler yapmak üzere eğitilmiş uzmanlarla buluşturur. Gelişimsel pediatristler, çocuk psikologları, nörologlar ve konuşma terapistleri, çocuğu birden fazla alanda inceleyen multidisipliner ekipler oluşturur. Değerlendirmeler genellikle standart testleri yapılandırılmış gözlemler ve bakıcılarla yapılan görüşmelerle birleştirir. Bu kapsamlı yaklaşım, davranışlardaki ince değişikliklerin doğru bir şekilde yorumlanmasını sağlayarak otizmi diğer gelişimsel veya davranışsal farklılıklardan ayırır. Bu sevk süreçlerini başarıyla tamamlayan aileler genellikle daha erken müdahaleye ulaşır ve bu da tıbbi altyapının gelişimsel sonuçları şekillendirmede ne kadar kritik bir rol oynadığını gösterir.

Bu yolların varlığına rağmen, birçok çocuk için zamanında teşhis konulmasını engelleyen önemli engeller bulunmaktadır. Coğrafi farklılıklar, özellikle kırsal veya hizmet yetersizliği olan bölgelerde uzmanlara erişimi kısıtlamaktadır.

Aileler uzun bekleme süreleri, seyahat zorlukları veya erken teşhis konusunda eğitimli uzman eksikliğiyle karşı karşıya kalabilir. Pediatrik taramalar mevcut olsa bile, aileler tutarsız uygulamalarla karşılaşabilir; bazı klinikler önerilen protokollere sıkı sıkıya bağlı kalırken, diğerleri öznel yargılara güvenebilir. Erişimdeki bu boşluklar eşitsizliklere yol açarak bazı çocukların zamanında değerlendirilmemesine ve kritik erken gelişim süreçlerini şekillendirebilecek müdahalelerin gecikmesine neden olabilir.

Kültürel algılar da erken tanı süreçlerini etkiler. Bazı toplumlarda gelişimsel farklılıklar, nörogelişimsel farklılıkların göstergesi olarak kabul edilmek yerine, mizaç, utangaçlık veya kişiliğe atfedilerek normalleştirilir. Diğerlerinde ise damgalanma, aileleri değerlendirme almaktan caydırarak, tanının çocuğu etiketleyeceği veya ebeveynlik üzerinde olumsuz bir etki yaratacağı korkusunu yaratabilir. Bu kültürel faktörler, sağlık sistemiyle kesişerek bakım verenlerin endişelerini dile getirme, yönlendirme önerilerine uyma veya müdahale seçeneklerini uygulama olasılığını etkiler. Bu engelleri aşmak için bazı bölgelerde farkındalık kampanyaları ve kültürel açıdan hassas iletişim stratejileri uygulanmış olsa da, eşitsizlikler önemli olmaya devam etmektedir.

Sosyoekonomik faktörler zorlukları daha da artırmaktadır. Kısıtlı maddi kaynaklara sahip aileler, uzman muayenelerini, terapi seanslarını veya değerlendirme merkezlerine ulaşım masraflarını karşılamakta zorlanabilirler. Sağlık sigortası kapsamı büyük ölçüde değişmekte ve bu da değerlendirmelerin ve devam eden müdahalelerin mevcudiyetini etkilemektedir. Düşük gelirli ailelerin çocukları, benzer erken belirtiler göstermelerine rağmen, genellikle daha varlıklı ailelerden gelen çocuklara göre daha geç teşhis almaktadır.

Bu gecikme, davranışsal zorlukların artması, sosyal zorlukların artması ve müdahale başlatılmadan önce ruh sağlığı sorunlarının ortaya çıkması riskini artırır.

Bu engellere rağmen, erken tanı yolları son yıllarda önemli ölçüde iyileşmiştir. Çocuk doktorları gelişimsel gözetim konusunda giderek artan bir eğitim almakta, halk sağlığı kampanyaları bakım verenler arasında farkındalık yaratmakta ve tarama araçları doğruluk ve erişilebilirlik açısından iyileştirilmektedir. Gelişimsel değerlendirmeleri rutin birinci basamak sağlık hizmetlerine entegre eden programlar, risk altındaki çocukları üç yaşından önce tespit etmede ve nöroplastisitenin kritik bir döneminde müdahaleyi mümkün kılmada başarılı olmuştur. Vurgu, proaktif izlemeye, bakım verenlere bilgi, klinisyenlere ise erken belirtilere göre hareket etmeleri için standart araçlar sağlamaya odaklanmaktadır.

Vaka çalışmaları, bu yolların pratikte nasıl işlediğini göstermektedir. Bir aile, iki yaşındaki oğullarında alışılmadık oyun davranışları fark ettiğini anlatmıştır: oyuncakları titizlikle sıraya dizme, cümleleri tekrarlama ve göz temasından kaçınma. Rutin bir çocuk doktoru ziyareti sırasında anne bu gözlemlerden bahsetmiş ve klinisyen yapılandırılmış bir tarama aracı uygulamıştır. Yanıtlar, otizm spektrum bozukluğunu doğrulayan kapsamlı bir değerlendirme yapan bir gelişimsel çocuk doktoruna sevk edilmesini tetiklemiştir. Konuşma terapisi, ergoterapi ve sosyal beceri desteği de dahil olmak üzere erken müdahale hizmetleri derhal başlatılmıştır. Çocuk anaokuluna başladığında, başa çıkma stratejileri, iletişim becerileri ve temel sosyal anlayış geliştirmiş ve bu da kolaylaştırılmış bir erken tanı yolunun etkisini göstermiştir.

Başka bir örnekte, kırsal bir bölgede yaşayan bir aile, erken belirtileri fark etmelerine rağmen gecikmelerle karşılaştı. Kızları sınırlı sözlü iletişim, tekrarlayan hareketler ve duyusal uyaranlara karşı hassasiyet gösteriyordu. Yerel çocuk doktorları acil değerlendirme yapamadı ve en yakın uzman saatlerce uzaktaydı. Ebeveynler, bir değerlendirme için video kayıtlarına ve çevrimiçi konsültasyonlara güvendiler. Aylarca süren ısrarın ardından, dört yaşında resmi bir tanı konuldu ve müdahaleler başladı. Gecikme bazı erken kazanımları sınırlasa da, hedefli destek dil, sosyal etkileşim ve uyum becerilerini yine de geliştirdi. Bu örnek, hem erişilebilir yolların önemini hem de sistemik engellerle karşılaşan ailelerin dayanıklılığını vurguluyor.

Teknoloji, geleneksel erken teşhis yollarını giderek daha fazla tamamlıyor. Tele-sağlık danışmanlıkları, uzmanların davranışları uzaktan gözlemlemelerine olanak tanıyarak coğrafi ve lojistik engelleri azaltıyor. Dijital tarama araçları, ebeveynlerin anketleri elektronik olarak doldurmalarına olanak tanıyarak, klinisyenlerin randevulardan önce inceleyebilecekleri veriler sağlıyor. Bazen yapay zeka destekli video analizi, klinik açıdan önemli olsa da incelikli bakış, motor hareket veya konuşma kalıplarını belirleyebiliyor. Bu yenilikler erişimi genişletiyor, değerlendirmeleri standartlaştırıyor ve erken teşhisi desteklemek için ek kanıt katmanları sağlıyor. Ancak teknoloji, günlük davranışlar, rutinler ve zorluklar hakkında temel içgörü kaynağı olmaya devam eden bakım verenlerin ayrıntılı gözlemlerinin yerini alamaz.

Erken teşhis yolları, politika ve halk sağlığı girişimleriyle de kesişir. Gelişimsel taramaları, erken müdahale hizmetlerini ve aile desteğini finanse eden hükümet programları, zamanında değerlendirme için altyapı oluşturur. Belirli yaşlarda rutin gelişimsel kontrolleri zorunlu kılan politikalar, erken belirtilerin tespit edilip ele alınma olasılığını artırır. Aileler net bir yol haritasına ve erişilebilir hizmetlere sahip olduğunda, teşhis yaşı düşer, müdahaleler daha erken başlatılır ve uzun vadeli sonuçlar iyileşir. Öte yandan, politikadaki boşluklar, yetersiz finanse edilen programlar ve tutarsız uygulamalar eşitsizlikleri sürdürerek bazı çocukları gelişimsel yörüngelerini kökten değiştirebilecek destekten mahrum bırakır.

Erken teşhis yollarının kritik bir yönü, bakım verenler için eğitimdir. Farkındalık kampanyaları, ebeveynlere kırmızı bayrakları fark etmeyi, tipik gelişimsel dönüm noktalarını anlamayı ve gözlemlerini klinisyenlere etkili bir şekilde iletmeyi öğretir. Bu bilgi, ailelerin çocukları için güvenle savunuculuk yapmalarını sağlayarak, küçük farklılıkların göz ardı edilmesi veya normalleştirilmesi riskini azaltır. Bu tür eğitimin yaygın olduğu toplumlarda, ilk endişe ve değerlendirme arasındaki fark daralır ve bu da bilgili bakım verenlerin teşhis yolunda oynadığı güçlü rolü gösterir.

Multidisipliner iş birliği, etkili erken tanı yollarının bir diğer özelliğidir. Çocuk doktorları, gelişim uzmanları, terapistler ve eğitimciler, çocuğun bütünsel bir anlayışını oluşturmak için bilgi paylaşımında bulunurlar. Ev, klinik, okul öncesi gibi farklı ortamlardan gelen raporlar, değerlendirme sürecini bilgilendirerek davranışların bağlam içinde yorumlanmasını sağlar.

Örneğin, evde gözlemlenen tekrarlayan davranışlar yapılandırılmış bir sınıfta farklı görünebilir ve oyun alanındaki sosyal zorluklar, klinik değerlendirme sırasında tespit edilen duyusal hassasiyetlerle etkileşime girebilir. Bu bakış açılarının bütünleştirilmesi, tanı doğruluğunu artırır ve bireyselleştirilmiş müdahale planlamasını destekler.

İlerlemeye rağmen zorluklar devam etmektedir. Erken teşhis yollarında ilerleyen aileler genellikle parçalanmış hizmetler, uzun bekleme listeleri ve sağlık hizmeti sağlayıcıları arasında tutarsız iletişimle karşılaşmaktadır. Sevk sistemleri bölgeye göre değişiklik gösterebilir ve bazılarında kapsamlı bir değerlendirme tamamlanmadan önce farklı ofislerde birden fazla randevu alınması gerekebilir. Sigorta kapsamı, sosyoekonomik durum ve sağlık okuryazarlığı, ailelerin önerileri uygulayıp uygulayamayacağını etkiler. Bu engeller, birincil bakım sağlayıcıları için artırılmış eğitim, kolaylaştırılmış sevk süreçleri ve uzmanlara ve müdahale hizmetlerine eşit erişim gibi sistemik iyileştirmelere olan sürekli ihtiyacı vurgulamaktadır.

Ailelerin erken tanı süreçlerindeki duygusal yolculuğu derindir. Rahatlama genellikle, davranışların nörogelişimsel bir çerçeve içinde anlaşıldığının kabul edilmesiyle, yani onaylanmayla birlikte gelir. Kaygı, müdahaleler, gelişimsel sonuçlar ve sosyal entegrasyon hakkındaki belirsizliği yansıtarak devam edebilir. Bu sürece aktif olarak katılan ebeveynler, gözlemlerinin değerli olduğunu ve yapılandırılmış müdahalelerin mevcut olduğunu bilerek genellikle bir güçlenme hissi yaşadıklarını bildirirler. Tıbbi rehberlik, bilinçli savunuculuk ve zamanında müdahalenin birleşimi, hem çocuk gelişimini hem de aile refahını şekillendiren dayanıklılık için bir temel oluşturur.

Erken tanı yolları, uzun vadeli sonuçları da etkiler. Üç yaşından önce teşhis edilen çocuklar, kritik bir nöroplastisite döneminde dil, sosyal etkileşim ve uyum becerilerini hedefleyen terapilerden fayda görürler. Müdahaleler kaygıyı azaltabilir, başa çıkma mekanizmalarını iyileştirebilir ve bağımsızlığı teşvik edebilir. Erken tanı bilgisiyle donatılmış aileler, eğitim ortamlarında yol almaya, sosyal gelişimi desteklemeye ve duyusal hassasiyetler veya tekrarlayan davranışlarla ilişkili zorlukları önceden tahmin etmeye daha hazırlıklıdır. Bu şekilde, gözlemi değerlendirme ve müdahaleye etkili bir şekilde bağlayan yollar, hem gelişimsel hem de ruhsal sağlık süreçleri üzerinde kalıcı bir etkiye sahiptir.

Sonuç olarak, erken teşhis yolları klinik protokollerden daha fazlasıdır; hayat kurtarıcıdırlar. Bakım verenin sezgisini profesyonel uzmanlıkla birleştirir, erken belirtilerin teşhisini standartlaştırır ve erken beyin gelişiminden yararlanan müdahaleler için altyapı oluştururlar. Bu yollar etkili bir şekilde işlediği takdirde, otizmli çocuklar geleceklerini derinden şekillendirebilecek tanınma, destek ve rehberlik alırlar. Yolların parçalı, erişilemez veya eşitsiz olduğu durumlarda ise gecikmeler meydana gelir ve bu da sosyal, duygusal ve bilişsel gelişim üzerinde sonuçlar doğurur. Ortam dinamiktir ve politika, teknoloji, kültür ve savunuculuktan etkilenir, ancak prensip açıktır: Erken teşhisin potansiyelini gerçekleştirmek için zamanında, yapılandırılmış ve erişilebilir teşhis yolları şarttır.

Bu yollardan geçen ailelerin hikayeleri, tıbbi sistemlerin insani boyutunun altını çiziyor. Farklılıkları tespit eden, davranışları belgeleyen ve ısrarla savunuculuk yapan ebeveynler, boşlukları aydınlatır, müdahaleye rehberlik eder ve teşhis sürecine temel bilgiler sağlar. Bu içgörüyü resmi değerlendirmelere entegre eden çocuk doktorları, terapistler ve uzmanlar, erken müdahalenin başarılı olma olasılığını artırır. Dolayısıyla bu yol, katı bir protokol değil, bakıcıları, klinisyenleri ve toplulukları çocukları mümkün olan en erken aşamada destekleme ortak hedefi etrafında birleştiren iş birlikçi bir yolculuktur.

Bölüm 9 – Kalkınmada İstikrar

Erken çocukluk döneminde otizm teşhisi konan bir çocuğun yolculuğu genellikle bir istikrar örüntüsü, gelişimde bir istikrar gösterir; bu, teşhisi daha sonra konulan çocukların yaşadığı belirsizlikle keskin bir tezat oluşturur. İstikrar, tekdüzelik veya zorlukların yokluğu anlamına gelmez; müdahalelerin, ebeveyn farkındalığının ve çevresel adaptasyonların bir araya gelerek büyüme, öğrenme ve duygusal düzenlemede öngörülebilirlik yarattığı bir gidişatı yansıtır. Erken teşhis, ailelerin ve profesyonellerin çocuğun benzersiz profilini anlamalarına, ihtiyaçlarını öngörmelerine ve sosyal baskılar veya davranış kalıpları yerleşmeden önce zorluklarla başa çıkarken güçlü yönleri pekiştiren stratejiler uygulamalarına olanak tanır.

En erken evrelerden itibaren, zamanında yapılan taramalarla tespit edilen çocuklar, gelişimsel aşamalarına uygun destek alırlar. Konuşma ve dil terapisi, ergoterapi ve yapılandırılmış sosyal katılım programları, beynin adaptasyona en açık olduğu dönemde başlatılır. Nöroplastisite, yani beynin sinaptik bağlantıları oluşturma ve yeniden düzenleme kapasitesi, erken çocukluk döneminde özellikle yüksektir; bu da hedefli müdahalelerin zaman içinde devam eden iletişim, motor koordinasyon ve sosyal karşılıklılık kalıpları oluşturabileceği anlamına gelir. Aileler ilerlemeyi aşamalı olarak gözlemler: bir jest ortaya çıkar, göz teması güçlenir, kelimeler daha amaçlı kullanılır ve akranlarıyla etkileşimler giderek daha başarılı hale gelir. Bu aşamalı ve istikrarlı ilerleme, çocuğun günlük yaşamında bir öngörülebilirlik duygusu yaratarak, sonraki yıllarda temel oluşturacak becerileri pekiştirir.

Ebeveyn farkındalığı istikrara önemli ölçüde katkıda bulunur. Farklılıkları erken fark eden ebeveynler, tetikleyiciler, tercihler ve başa çıkma stratejileri hakkında sezgisel bir anlayış geliştirirler. Duyusal hassasiyetlerin ne zaman arttığını, tekrarlayan davranışların ne zaman stres sinyali verdiğini veya sosyal etkileşimlerin ne zaman ek desteğe ihtiyaç duyduğunu gözlemlerler. Bu bilgi, rutinlerin ve ortamların önceden uyarlanmasını sağlar. Örneğin, bir ebeveyn, belirli bir sınıf etkinliğinin hazırlıksız sunulması durumunda kaygıya yol açacağını fark edebilir ve öğretmenlerle birlikte ortamı değiştirmek veya önceden eğitim vermek için çalışabilir. Bu öngörülü ayarlamalar, kesintilerin sıklığını ve yoğunluğunu azaltarak çocuğun öğrenebileceği ve gelişebileceği tutarlı bir çerçeve oluşturur.

Vaka çalışmaları, erken teşhisin dengeleyici etkisini göstermektedir. İki yaşında teşhis konulan bir çocuk, sınırlı sözel iletişim ve tekrarlayan oyun davranışları sergilemiştir. Ebeveynleri yoğun konuşma terapisi, ergoterapi ve rehberli sosyal etkileşimler uygulamıştır. Beş yaşına geldiğinde, akranlarıyla yapılandırılmış bir etkileşim biçimi geliştirmiş, ihtiyaçlarını sözlü olarak ifade edebilmiş ve duyusal zorluklarla başa çıkma stratejileri öğrenmiştir. Müdahaleler ani veya müdahaleci değildi; dikkatli gözlem ve sürekli ayarlamalarla desteklenen kademeli müdahalelerdi. Öğretmenler, çocuğun tepkilerindeki öngörülebilirliği ve sınıfta destekle hareket etme becerisini fark ederek, erken müdahalenin farklı bağlamlarda istikrarlı bir gelişim için nasıl bir temel oluşturabileceğini vurgulamışlardır.

Başka bir örnek, erken belirtileri arasında ortak dikkat eksikliği ve geçişler sırasında sık sık sıkıntı yaşaması bulunan bir çocukla ilgiliydi. Erken teşhis, duyusal düzenleme için ergoterapi ve geçişleri yönetmek için yapılandırılmış rutinleri birleştiren kapsamlı bir plana yol açtı. Sonraki yıllarda ailesi, tutarlılığı destekleyen davranışları ve uyumları belgeledi. Yeni aktiviteler veya ortamlar sunulduğunda, adaptasyonlar önceden yapılarak stresin artması önlendi ve gelişimsel ilerleme sağlandı. Ebeveyn içgörüsü ve profesyonel rehberliğe dayanan bu önleyici planlama modeli, büyümenin öngörülebilir bir şekilde ve daha az kaygıyla gerçekleşebileceği istikrarlı bir yörünge yarattı.

Erken müdahalenin rolü, disiplinler arası ekiplerin iş birliğine dayalı katılımıyla daha da güçlenir. Konuşma terapistleri, ergoterapistler, psikologlar ve eğitimciler, terapi hedeflerinin tamamlayıcı ve birbirini güçlendirici olmasını sağlamak için koordineli çalışırlar. Pratikte bu, dil hedeflerinin sosyal hedeflerle uyumlu olması, duyusal düzenlemenin sınıf içi katılımı desteklemesi ve bilişsel stratejilerin duygusal öğrenmeyle bütünleştirilmesi anlamına gelir. Koordineli yaklaşım, parçalanmayı azaltarak çocuğun farklı ortamlarda tutarlılık deneyimlemesini sağlar. Bu süreklilik, beceri edinimini güçlendirir ve çocuğu birden fazla bağlantısız müdahale arasında gezinmek zorunda bırakmak yerine, istikrarı teşvik eden rutinlerin geliştirilmesini destekler.

İstikrar, aynı zamanda dış baskılar yoğunlaşmadan önce bireysel ihtiyaçlara uyum sağlama yeteneğinden de kaynaklanır.

Erken teşhis konulan çocukların, akranlarının bağlam veya destek olmadan farklılıkları fark etmesiyle ortaya çıkan karmaşık sosyal stres faktörlerini deneyimleme olasılığı daha düşüktür. Erken çocukluk döneminde sosyal beklentiler nispeten esnektir ve müdahaleler, yanlış anlamalar, dışlanma veya hayal kırıklıkları kökleşmeden önce akran etkileşimlerini destekleyebilir. Çocuklar okul öncesi ve ilk okul yıllarında ilerledikçe, edinilen beceriler ve çevresel adaptasyonun birleşimi, grup ortamlarına daha başarılı bir şekilde katılmalarını sağlayarak, güveni pekiştiren ve duygusal dengesizliği azaltan öngörülebilir etkileşim kalıpları oluşturur.

İstikrarın duygusal bileşeni abartılamaz. Erken destek alan çocuklar genellikle daha fazla öz düzenleme, çevreleri üzerinde hakimiyet duygusu ve zorluklar karşısında dayanıklılık geliştirirler. Rutinleri öngörmeyi, geçişleri anlamayı ve rehberlikle sosyal ipuçlarını yorumlamayı öğrenirler; bu da kaygı veya hayal kırıklığına neden olabilecek öngörülemezliği azaltır. Erken müdahalelerin doğasında bulunan öngörülebilirlik - yapılandırılmış terapi seansları, tutarlı bakım veren stratejileri ve net beklentiler - çocuğun bunalmadan deneyebileceği, öğrenebileceği ve gelişebileceği psikolojik bir ortam yaratır.

Ebeveyn güveni, çocuk istikrarıyla yakından bağlantılıdır. Ebeveynler gelişimi gözlemlediklerinde, tetikleyicileri anladıklarında ve etkili stratejiler uyguladıklarında, stres azalır ve gelişimi desteklemede etkinlik artar.

Bu güven, daha tutarlı bakım, yapılandırılmış rutinler ve eğitim ortamlarında etkili savunuculuk anlamına gelir. Erken teşhisin eksik olduğu ailelerde, ebeveynler genellikle artan kaygı, belirsizlik ve tutarsız stratejiler yaşarlar ve bu da istemeden çocuğun gelişimsel gidişatında istikrarsızlığa yol açabilir. Erken katılım, ebeveynlerin güvenilir birer dayanak noktası haline gelmelerini sağlayarak, istikrarlı bir büyüme için gerekli yapıyı ve öngörülebilirliği sağlar.

Teşhisin zamanlaması, istikrarın gelişiminde kritik bir rol oynar. Geç teşhis konulan çocuklar genellikle birikmiş zorluklarla karşılaşırlar: yerleşik davranış kalıpları, karşılanmamış terapi ihtiyaçları ve duygusal gelişimi zaten etkilemiş sosyal stres faktörleri. Buna karşılık, erken teşhis, bu kalıplar yerleşmeden önce müdahaleyi mümkün kılarak istikrarı bozabilecek zincirleme etkilerin önlenmesini sağlar. Erken destek, otizmin yalnızca temel semptomlarını değil, aynı zamanda ele alınmadığı takdirde zamanla büyüyebilen anksiyete, hayal kırıklığı ve sosyal geri çekilme gibi ikincil etkileri de ele alır. Kümülatif etki, daha sorunsuz ve daha öngörülebilir bir gelişimsel yoldur.

Gelişimde istikrar, güçlü yönlerin farkına varılmasını ve kullanılmasını da içerir. Erken müdahaleler yalnızca telafi amaçlı değildir; doğal yeteneklerden, ilgi alanlarından ve becerilerden de yararlanır. Güçlü örüntü tanıma, müzik yeteneği veya odaklanmış ilgi alanları gösteren çocuklar, özgüven ve yetkinliği pekiştiren öğrenme etkinliklerine katılabilirler.

Bakıcılar ve eğitimciler, güçlü yönler ve zorluklar etrafında rutinler ve beklentiler oluşturarak, gelişimin öngörülebilir bir şekilde ilerlediği, motivasyonu, katılımı ve öz saygıyı artıran bir çerçeve oluştururlar. Bu yapılandırılmış deneyimler, istikrarın temelini oluşturarak çocuklara günlük yaşamlarında hem ustalık hem de inisiyatif sunar.

Okul entegrasyonu, istikrarı sağlamanın kritik bir unsurudur. Erken teşhis, çocuğun özel ihtiyaçlarına göre uyarlanmış bireyselleştirilmiş eğitim planları (BEP'ler) ve düzenlemelere olanak tanır. Öğretmenler, terapi hedefleriyle uyumlu stratejiler uygulayabilir, sosyal ve akademik becerileri güçlendirebilir ve sınıf ortamında duyusal hassasiyetleri yönetebilirler. Ev ve okul arasındaki tutarlılık, öngörülebilir bir destek ağı oluşturarak çocuğun farklı bağlamlarda tutarlılık deneyimlemesini sağlar. Beklentiler, rutinler ve müdahaleler senkronize edildiğinde istikrar güçlenir, aksaklıklar en aza indirilir ve gelişim için güvenilir bir yapı oluşturulur.

Sosyal ilişkiler de erken teşhis ve müdahaleden faydalanır. Çocuklar, akranlarıyla etkileşim kurma, sosyal ipuçlarını yorumlama ve destekleyici çerçeveler dahilinde duygusal tepkileri yönetme stratejilerini öğrenirler. Bu beceriler kademeli olarak geliştirilir ve sürekli olarak pekiştirilir; bu da akran çatışması, dışlanma veya davranışların yanlış yorumlanması riskini azaltan istikrarlı sosyal yollar yaratır. Çocuklar okul çağına geldiklerinde, sosyal durumlara öngörülebilir tepkiler vermeyi teşvik eden rutinleri ve stratejileri içselleştirmiş olurlar ve bu da duygusal ve davranışsal istikrara katkıda bulunur.

Duyusal düzenleme, erken müdahalenin dengeleyici etkisini daha da iyi örneklendirir. Erken teşhis edilen çocuklara, ses, dokunma, ışık ve harekete karşı hassasiyetlerini yönetmeleri için stratejiler sunulur. Terapistler, çocukların uyaranlara verdikleri tepkileri önceden tahmin edip düzenlemelerine yardımcı olan başa çıkma mekanizmaları, çevresel değişiklikler ve yapılandırılmış duyusal deneyimler sunar. Bu proaktif yaklaşım, öngörülemeyen öfke patlamalarını veya geri çekilmeleri azaltır ve kontrol duygusunu besler. Buna karşılık, geç teşhis genellikle duyusal zorlukların giderilmeden biriktiği ve müdahaleyi zorlaştıran kaçınma, sıkıntı veya davranışsal tırmanma kalıpları yarattığı anlamına gelir. Erken teşhis, ailelerin ve profesyonellerin bu istikrarsızlaştırıcı döngülerin kök salmasını önlemelerine olanak tanır.

Duygusal, bilişsel ve davranışsal faktörler arasındaki etkileşim, istikrarın bütünsel doğasını göstermektedir. Dil edinimi, sosyal anlayış, duygusal düzenleme ve yönetici işlevler birbirine bağlıdır. Erken tanı, koordineli müdahalelerin aynı anda birden fazla alanı hedeflemesine olanak tanıyarak gelişimde tutarlılığı destekler. Bir alandaki beceriler, diğerindekileri pekiştirerek istikrarı sürdüren bir pekiştirici döngü oluşturur. Örneğin, gelişmiş iletişim hayal kırıklığını azaltır ve bu da sosyal etkileşimi kolaylaştırarak duygusal dayanıklılığı ve davranışta öngörülebilirliği artırır.

Uzunlamasına çalışmalar erken tanının dengeleyici etkisine dair ampirik destek sağlamaktadır.

Üç yaşından önce teşhis edilen çocuklar, sürekli olarak daha öngörülebilir gelişimsel kalıplar sergiler, müdahalelerden elde ettikleri kazanımları korur ve ikincil ruh sağlığı sorunlarının görülme sıklığını azaltır. İstikrar tekdüze değildir; ilerlemenin sürekli, kademeli ve çevresel desteklerle desteklendiği bir seyir izler. Erken müdahale, ebeveyn katılımı ve koordineli profesyonel bakım, bu seyri şekillendirerek çocuklara sonraki gelişim aşamalarında daha fazla güven ve öngörülebilirlikle ilerlemeleri için bir temel sunar.

Açık faydalarına rağmen, istikrar, zorlukların yokluğu anlamına gelmez. Çocuklar sosyal uyum, iletişim ve duyusal bütünleşmede zorluklarla karşılaşmaya devam etmektedir. Ancak erken teşhis, bu zorlukların yapılandırılmış stratejiler, öngörülü planlama ve öngörülemezliği ve duygusal çalkantıları azaltan terapötik desteklerle aşılmasını sağlar. Aileler ve profesyoneller, gelişimsel değişikliklere yanıt olarak rutinleri ve müdahaleleri ayarlayarak dengeyi korumak için birlikte çalışırlar. Bu anlamda istikrar, durağan koşullar yerine, dikkat, esneklik ve tutarlılıkla sürdürülen dinamik bir süreçtir.

Sonuç olarak, gelişimdeki istikrar, erken tanı, zamanında müdahale, ebeveyn anlayışı ve koordineli desteğin bir araya gelmesini yansıtır. Erken teşhis konulan çocuklar, beklentilerin, rutinlerin ve stratejilerin bireysel profilleriyle uyumlu olduğu bir gelişim ortamı yaşarlar.

Becerilerin sürekli pekiştirilmesinden, yapılandırılmış sosyal öğrenmeden ve duyusal ve duygusal zorlukların proaktif yönetiminden faydalanırlar. Ebeveynler, davranışları yorumlayarak, ihtiyaçları öngörerek ve öngörülebilirliği güçlendiren stratejiler uygulayarak rehber görevi görürler. Profesyoneller, müdahaleleri koordine eder, ilerlemeyi izler ve ortamlar arasında tutarlılığı sağlamak için yaklaşımları ayarlar. Bu faktörler bir araya geldiğinde, gecikmiş tanıma ile şekillenen yollara kıyasla dirençli, tutarlı ve dikkate değer ölçüde istikrarlı bir gelişimsel yörünge oluştururlar.

Ailelerin hikâyeleri bu gerçeği gözler önüne seriyor. İki yaşında teşhis edilen bir çocuk, okul öncesine geçişi yapılandırılmış rutinler, desteklenen akran etkileşimleri ve uyarlanabilir başa çıkma stratejileriyle atlattı. On sekiz aylıkken teşhis edilen bir çocuk ise dil, sosyal etkileşim ve duygusal düzenlemede istikrarlı bir ilerleme gösterdi ve duyusal hassasiyetlerden kaynaklanan minimum düzeyde bir aksama yaşadı. Bu anlatılar, temel dersi vurguluyor: Erken tanı ve müdahale, gelişimin süreklilik, öngörülebilirlik ve dayanıklılıkla ilerlediği koşullar yaratır. İstikrar, zorlukların ortadan kaldırılmasıyla değil, çocukların çevrelerinde güven ve tutarlılıkla hareket etmelerine olanak tanıyan hazırlık, destek ve duyarlılıkla sağlanır.

Bölüm 10 – Erken Tanılı Otizmde Ruh Sağlığı Sonuçları

Erken otizm teşhisi konulan çocuklar genellikle belirli ruh sağlığı sorunlarına karşı daha az savunmasızlıkla karakterize gelişimsel süreçlerden geçerler. Otizmin kendisi nörogelişimsel farklılıkların karmaşık bir etkileşimini temsil etse de, erken teşhis, duygusal ve davranışsal zorlukların proaktif bir şekilde ele alınmasına olanak sağlayarak çocukluk, ergenlik ve yetişkinlik dönemleri boyunca sonuçları şekillendiren koruyucu faktörler yaratır. Bu çocukların ruh sağlığı her zaman mükemmel değildir; kaygı genellikle devam eder; ancak erken teşhis, yapılandırılmış müdahale ve destekleyici ortamlar, depresyon, travma sonrası stres ve diğer eşlik eden durumların şiddetini azaltan bir dayanıklılık sağlar.

Erken teşhis konulan çocuklar, bakım verenler ve klinisyenlerle ilk etkileşimlerinden itibaren bir destek ağıyla sarmalanırlar. Konuşma terapisi, ergoterapi ve sosyal beceri eğitimi yalnızca tedavi edici değildir; aynı zamanda duygusal destek için de araçlardır. İhtiyaçlarını sözlü olarak ifade etmeyi öğrenen bir çocuk, etkili bir şekilde iletişim kuramayan bir çocuğa göre daha az hayal kırıklığı ve izolasyon yaşar. Duyusal hassasiyetler yapılandırılmış stratejilerle ele alındığında, çocuk öngörülebilirlik ve çevresi üzerinde hakimiyet duygusu kazanır. Bu erken müdahaleler işlevsel becerileri geliştirmekten çok daha fazlasını yapar; stresi azaltır, ikincil davranış sorunlarını önler ve duygusal dayanıklılık için temel oluşturur.

Ebeveyn katılımı bu sürecin merkezinde yer alır. Otizmi erken teşhis eden ebeveynler genellikle ruh hali, davranış ve sosyal etkileşimdeki ince değişimlere uyum sağlarlar. Rutinler uygular, duygusal destek sağlar ve çocuğun gelişim aşamasına uygun terapiyi koordine ederler. Bu proaktif bakım, travma veya kalıcı sıkıntıya neden olabilecek durumlara maruz kalmayı en aza indirir. Örneğin, gürültüye duyarlı bir çocuk, aksi takdirde yoğun kaygıya neden olabilecek ortamlarda kademeli olarak yönlendirilebilirken, akran etkileşimlerinde zorluk çeken bir çocuk yapılandırılmış sosyal uygulamalar alabilir. Tetikleyicileri önceden tahmin edip azaltarak, ebeveynler erken yaşta bir güvenlik ve öngörülebilirlik duygusu geliştirirler; bunlar zihinsel sağlığın kritik bileşenleridir.

Araştırmalar, erken teşhis ile iyileştirilmiş ruh sağlığı sonuçları arasındaki bağlantıyı desteklemektedir. Uzunlamasına çalışmalar, üç yaşından önce teşhis edilen çocukların ileri çocukluk ve ergenlik dönemlerinde depresif semptomlar veya travma sonrası stres geliştirme olasılığının daha düşük olduğunu göstermektedir. Koruyucu faktörler arasında terapiye erken erişim, yapılandırılmış sosyal öğrenme ve destekleyici aile ortamları yer alır. Bu unsurlar, çocuğu, aksi takdirde duygudurum bozukluklarına veya kendine zarar verme davranışlarına katkıda bulunabilecek kümülatif stres faktörlerine karşı korur. Erken müdahale, nörogelişimin seyrini, ikincil komplikasyonları önleyecek şekilde düzenleyerek akademik ve sosyal becerilerin ötesine geçen ve duygusal dayanıklılığa uzanan bir istikrar sağlıyor gibi görünmektedir.

Vaka örnekleri bu dinamikleri göstermektedir. İki yaşında teşhis konulan bir çocuk, başlangıçta sınırlı sözlü iletişim ve duyusal uyaranlara karşı artan hassasiyet sergilemiştir.

Müdahale, konuşma terapisi, ergoterapi ve rehberli sosyal etkileşimi içeriyordu. Zamanla çocuk, başa çıkma stratejileri, duygularını kendi kendine düzenleme becerisi ve uyarlanabilir sosyal beceriler geliştirdi. Orta çocukluk döneminde, akran etkileşimlerinde veya akademik beklentilerde zorluklarla karşılaşıldığında bile depresif belirtiler en aza indi. Özellikle yeni veya öngörülemeyen durumlarda kaygı devam etti, ancak çocuğun yeterlilik duygusu ve destekleyici rutinler, daha ciddi ruh sağlığı sorunlarına yol açmasını engelledi.

On sekiz aylıkken teşhis edilen bir diğer çocuk, kısıtlı ilgi alanları ve tekrarlayan davranışların erken belirtilerini gösterdi. Ebeveynler yapılandırılmış oyunlara, dil zenginleştirmeye ve yeni ortamlara kademeli olarak maruz bırakmaya katıldılar. Müdahaleler yalnızca beceri edinimini kolaylaştırmakla kalmadı, aynı zamanda çocuğun belirsizlikle daha az sıkıntı çekerek başa çıkmasına yardımcı olan duygusal bir destek de sağladı. Sonuç olarak, tekrarlayan sosyal yanlış anlamalar, dışlanma veya duyusal aşırı yüklenme yaşayan çocuklarda yaygın olan travma sonrası stres belirtileri büyük ölçüde ortadan kalktı. Kaygı ortaya çıktığında, rehberli maruz bırakma ve gevşeme teknikleri de dahil olmak üzere hedefli stratejilerle ele alındı ve erken teşhisin farklı bağlamlarda kalıcı olan koruyucu mekanizmalar oluşturduğu gösterildi.

Bu sonuçların altında yatan mekanizmalar çok yönlüdür. Erken tanı, nöroplastisitenin yüksek olduğu dönemlerde müdahaleyi mümkün kılarak beynin duygusal düzenlemeyi, problem çözmeyi ve sosyal anlayışı destekleyen uyarlanabilir ağlar geliştirmesine olanak tanır.

Terapi ve yapılandırılmış rutinler aracılığıyla edinilen beceriler, günlük deneyimlerin öngörülemezliğini azaltarak stres birikimini sınırlar. Ayrıca, ebeveyn içgörüsü ve sürekli destek, çocuğu depresyon veya travmaya yol açabilecek belirsizlik ve sosyal dışlanmadan koruyan öngörülebilir ortamlar yaratarak güvenli bir temel sağlar.

Akran deneyimleri de erken teşhis ve müdahaleden etkilenir. Sosyal becerilerini geliştirme konusunda destek alan çocuklar, sınıf arkadaşları ve kardeşleriyle daha iyi etkileşimler sergiler. Yapılandırılmış oyun, modelleme ve rehberlik, grup aktivitelerinde yol almalarını, sosyal ipuçlarını yorumlamalarını ve geri bildirimlere uygun şekilde yanıt vermelerini sağlar. Olumlu sosyal deneyimler, yeterlilik ve aidiyet duygusunu güçlendirerek depresyon ve travma sonrası strese karşı duyarlılığı daha da azaltır. Öte yandan, erken müdahale görmeyen çocuklar genellikle duygusal sıkıntıya dönüşen tekrarlayan sosyal gerilemeler yaşarlar ve bu da erken desteğin koruyucu işlevini vurgular.

Erken teşhis konan çocuklarda dayanıklılık, güçlü yönlerin tanınması ve geliştirilmesiyle de desteklenir. Müdahaleler genellikle yalnızca zorluk yaşanan alanları değil, aynı zamanda çocuğun başarılı olduğu becerileri de vurgular. Örüntü tanıma, odaklanmış ilgi alanları, sanatsal yetenekler ve problem çözme becerileri teşvik edilir ve öğrenme deneyimlerine entegre edilir. Çocuklar kendilerini en azından bazı alanlarda yetenekli ve yetkin olarak algıladıklarında, olumsuz ruh sağlığı sonuçlarına karşı tampon görevi gören bir öz saygı geliştirirler. Erken teşhis, bu güçlü yönlerin sistematik olarak kullanılmasını sağlayarak, zorlukların destekleyici stratejilerle aşıldığı ve başarıların özgüveni pekiştirdiği dengeli bir gelişimsel süreç yaratır.

Bakıcıların rolü abartılamaz. Bilgili, ilgili ve proaktif ebeveynler, sürekli bir duygusal ve pratik destek katmanı sağlarlar. Davranışları yorumlar, müdahaleleri tutarlı bir şekilde uygular ve eğitimsel ve sosyal ortamlarda düzenlemeler için savunuculuk yaparlar. Bu sürekli katılım, çocuğun öngörülebilir tepkiler, net beklentiler ve tutarlı bir pekiştirme deneyimlediği bir ortam yaratır. Duygusal dayanıklılık, tekrarlanan ustalık ve anlayış deneyimleri yoluyla geliştirilir ve depresyon veya travmaya yatkınlık azalır. Aileler, etkili bir şekilde yardımcı terapist, yardımcı eğitimci ve duygusal gelişimin yardımcı yönlendiricileri haline gelir ve ebeveyn katılımının ruh sağlığı sonuçlarını nasıl etkilediğini gösterir.

Erken teşhis koruyucu faydalar sağlasa da zorluklar devam etmektedir. Kaygı, müdahaleye rağmen sıklıkla devam eden bir alandır. Kapsamlı destek alan çocuklar bile yeni durumlarda artan uyarılma, belirsizlik veya endişe yaşayabilir. Bu durum, otizmin duyusal işleme, tehdit algısı ve yönetici işlevlerdeki farklılıkları içeren nörogelişimsel temellerini yansıtır. Ancak erken teşhis, bu zorlukların proaktif bir şekilde ele alınmasını sağlar. Çocuklar, kaygı ataklarının yoğunluğunu ve sıklığını azaltan başa çıkma stratejilerini, sosyal senaryoların provasını ve öz düzenleme yöntemlerini öğrenirler. Zamanla, bu stratejiler işlevsel dayanıklılığa katkıda bulunarak çocukların devam eden hassasiyetlerine rağmen akademik, sosyal ve eğlence aktivitelerine daha fazla katılmalarını sağlar.

Koruyucu faktörler terapinin ötesine geçerek çevresel değişiklikleri ve toplumsal farkındalığı da kapsar. Eğitimli eğitimcilerin, yapılandırılmış rutinlerin ve duyusal ve sosyal farklılıklara yönelik düzenlemelerin bulunduğu sınıflardaki çocuklar, daha az sıkıntı tetikleyicisi yaşarlar. Öngörülebilir programlar ve net rehberlik sunan eğlence programları da katılım için güvenli alanlar sağlar. Bireyselleştirilmiş stratejiler, çevresel destekler ve toplumsal anlayışın birleşimi, ruh sağlığı sorunlarına karşı çok yönlü bir tampon oluşturarak, erken teşhisin izole müdahaleler yerine kapsamlı planlamayı nasıl kolaylaştırdığını gösterir.

Kümülatif stres faktörleri, otizmli çocuklarda ileride ortaya çıkabilecek ruh sağlığı sorunları için önemli bir risk faktörüdür. Erken teşhis konan çocuklar, zamanında müdahale sayesinde bu stres faktörlerinden korunur. Tekrarlayan sosyal dışlanma, iletişim kopuklukları veya gelişimsel beklentileri karşılayamama gibi zorluklar, yapılandırılmış rehberlik ve ebeveyn desteğiyle hafifletilir. Önlenen veya yönetilen her stres faktörü, depresyon, kendine zarar verme eğilimleri veya travmayla ilişkili semptomlar geliştirme olasılığını azaltır. Dolayısıyla erken teşhis, hem önleyici bir önlem hem de dayanıklılığın proaktif bir güçlendiricisi olarak işlev görerek, kümülatif psikolojik yükü en aza indiren bir yol oluşturur.
Ampirik araştırmalar bu sonuçları desteklemektedir. Erken teşhisli ve geç teşhisli çocukları karşılaştıran çalışmalar, üç yaşından önce teşhis edilen çocuklarda majör depresif ataklar, kendine zarar verme davranışları ve travma sonrası stres belirtilerinin daha düşük oranda görüldüğünü tutarlı bir şekilde bildirmektedir. Bu bulgular farklı popülasyonlarda da geçerli olup, erken teşhis ve müdahalenin evrensel olarak koruyucu etkiler yarattığını, ancak desteklerin yoğunluğu ve türü değişebildiğini göstermektedir. Anksiyete, doğuştan gelen nörogelişimsel özellikleri yansıtan yaygın bir komorbidite olmaya devam etmektedir, ancak burada bile erken müdahale şiddeti hafifletmekte ve adaptif başa çıkma stratejilerini desteklemektedir.

Erken teşhisin koruyucu etkisi, sosyal ve akademik baskıların yoğunlaştığı ergenlik döneminde de belirgindir. Sürekli destek alan çocuklar, duygudurum bozukluklarına karşı hassasiyeti azaltan iletişim, öz düzenleme ve sosyal etkileşim becerilerini korurlar. Yapılandırılmış rutinler ve başa çıkma stratejileri yeni bağlamlara genelleştirilerek, ergenlerin geçiş dönemlerini, akran dinamiklerini ve akademik talepleri daha güvenle karşılamalarına olanak tanır. Erken çocukluk döneminde oluşturulan istikrar, duygusal zorlukları daha da kötüleştirebilecek ardışık etkileri önleyen bir tampon görevi görür.

Uzun vadeli sonuçlar, erken teşhisin kümülatif faydasını göstermektedir. Okul öncesi yıllarda müdahale gören genç yetişkinler genellikle uyumsal başa çıkma becerileri, sosyal yeterlilik ve duygusal dayanıklılık göstermektedir.

Kaygı, duyusal hassasiyetler ve yönetici işlev talepleri gibi zorluklar devam etse de, bu bireylerin majör depresif dönemler veya travmayla ilişkili bozukluklar yaşama olasılığı daha düşüktür. Erken teşhis, zorlukları ortadan kaldırmaz, ancak desteklerin, becerilerin ve deneyimlerin duygusal dengeyi ve işlevsel yeterliliği güçlendirdiği bir yol çizer.

Aile anlatıları, bu bulguların insani boyutunu örneklemektedir. Bir anne, çocuğuna yirmi aylıkken erken teşhis konduğunu ve konuşma terapisi, sosyal beceri eğitimi ve ergoterapiye hızla başlandığını anlatmıştır. Çocuk, ilkokula geldiğinde hayal kırıklığını sözlü olarak ifade edebiliyor, geçişleri minimum sıkıntıyla yönetebiliyor ve akranlarıyla yapılandırılmış oyunlar oynayabiliyordu. Alışık olmadığı ortamlarda kaygı devam ederken, depresif belirtiler minimum düzeydeydi ve bu durum, erken müdahalelerin nasıl bir ustalık ve güvenlik duygusu geliştirdiğini göstermektedir. Başka bir aile de benzer sonuçlar bildirmiş ve sürekli desteğin, güçlü yönlerin erken teşhisinin ve tanınmasının, devam eden zorluklara rağmen kalıcı bir dayanıklılık yarattığını vurgulamıştır.

Sonuç olarak, erken teşhis konulan çocuklarda ruh sağlığı sonuçları, zamanında müdahaleyle şekillenen biyolojik, gelişimsel ve çevresel faktörlerin bir araya gelmesini yansıtır. Erken teşhis, terapiye, ebeveyn desteğine, yapılandırılmış rutinlere ve uyarlanabilir stratejilere erişimi kolaylaştırarak depresyon, travma ve diğer ikincil ruh sağlığı sorunlarının görülme sıklığını azaltan koruyucu koşullar yaratır. Kaygı, kalıcı bir sorun olmaya devam etse de, erken destek çerçevesinde daha kolay yönetilebilir.

Dayanıklılık, öngörülebilirlik, beceri edinimi, duygusal iskele ve yapılandırılmış müdahale yoluyla güçlendirme temelinde merkezi tema olarak ortaya çıkıyor.

Özetle, erken teşhis, yaşam boyu sürecek ruh sağlığı yararları için bir temel oluşturur. Üç yaşından önce tanınıp desteklenen çocuklar, depresyon ve travmaya karşı daha az savunmasız, daha iyi duygusal düzenleme ve gelişmiş başa çıkma mekanizmaları deneyimler. Terapi, ebeveyn katılımı, çevresel uyum ve güç odaklı stratejiler gibi koruyucu faktörler, kümülatif strese karşı tampon görevi görmek ve adaptif gelişimi kolaylaştırmak için etkileşime girer. Anksiyete gibi zorluklar devam ederken, erken teşhis, ergenlik ve yetişkinliğe kadar süren dayanıklılığı teşvik ederek proaktif yönetim fırsatları yaratır. Ruh sağlığı sonuçları otizmin kendisi tarafından önceden belirlenmez, ancak tanıma zamanlaması ve desteklerin kapsamlılığından derinden etkilenir ve bu da erken teşhisin duygusal refahın ve uzun vadeli dayanıklılığın temel taşı olduğunu gösterir.

BÖLÜM 11 – GÖZ ARDI EDILEN ÇOCUK

Otizmli her çocuk erken yaşta fark edilmez ve bazıları erken yaşlarında fark edilmeden, farklılıklarının belirsiz veya yanlış anlaşılarak yaşarlar. Bu çocuklar, rutin taramalar sırasında endişeye neden olan klasik özellikleri her zaman göstermezler. Zorlukları, sessiz, nüanslı veya çevrelerine uyum sağlamalarını sağlayan uyum sağlama becerilerinin arkasına gizlenmiş olabilir. Onlar, gelişimlerine rehberlik edebilecek erken desteklerden yoksun, sınıflarda, oyun alanlarında ve sosyal ortamlarda hareket eden, göz ardı edilen çocuklardır. Dış görünüşleri normalliği çağrıştırsa da, içsel olarak kolayca görülemeyen veya dile getirilemeyen şekillerde farklı olmanın karmaşık mücadelesiyle karşı karşıyadırlar.

Göz ardı edilen birçok çocuk, bazen spektrumda "yüksek işlevli" veya "hafif" olarak adlandırılan, hafif otistik özelliklere sahiptir. Bilişsel yetenekleri ortalama veya ortalamanın üzerinde görünebilir ve genellikle sosyal veya duyusal zorluklarını gizleyen başa çıkma stratejileri geliştirirler. Sosyal kuralları beklenen şekilde tepki verebilecek kadar anlayabilirler, ancak etkileşimleri akranlarının sezgisel akıcılığından yoksundur. Bir çocuk bir grup oyununa katılabilir ancak yazılı olmayan kuralları yorumlamakta, alaycılığı algılamakta veya duygusal tepkileri öngörmekte zorlanabilir. Öğretmenler onları sessiz, içine kapanık veya eksantrik olarak tanımlayabilir, ancak bunlar resmi bir değerlendirmeyi gerektirecek kadar değildir. Sosyal ve akademik ortamlarda "geçerli" olmalarını sağlayan beceriler, paradoksal olarak teşhis gecikmesine katkıda bulunur ve ihtiyaçların yıllarca karşılanmamasına neden olur.

Sosyal maskeleme, göz ardı edilen çocukların hayatlarında merkezi bir temadır. Küçük yaşlardan itibaren bazıları akranlarını taklit etmeyi, beklenen davranışları taklit etmeyi ve sıra dışı görünebilecek doğal tepkileri bastırmayı öğrenir. Göz teması, yüz ifadeleri, ses tonu; bunlar, genellikle duygusal enerjiyi tüketme pahasına, bilinçli olarak uyum sağlayacak şekilde ayarlanabilir. Grup ortamlarında, bir çocuk dikkat çekmemek için tepkileri prova edebilir, konuşma metinlerini ezberleyebilir veya jestleri taklit edebilir. Bu stratejiler sosyal entegrasyonu geçici olarak kolaylaştırabilse de, altta yatan zorlukları çözmez. İçsel olarak çocuk, iç deneyimlerinin dış dünyadan farklı olduğunun farkında olarak kafa karışıklığı, kaygı ve yabancılaşma hissi yaşar, ancak bunu dile getiremez veya açıklayamaz.

Göz ardı edilen çocuk genellikle yanlış anlaşılır. Öğretmenler, akranlar ve hatta aile üyeleri farklılıkları utangaçlık, inatçılık veya motivasyon eksikliği olarak yorumlayabilir. Göz temasından kaçınan bir çocuk saygısız olarak etiketlenebilir; yalnız aktiviteleri tercih eden bir çocuk asosyal olarak görülebilir. Bu yanlış yorumlamalar, hayal kırıklığı ve öz güven eksikliği döngüleri yaratabilir. Onaylanmama veya yanlış anlaşılma hisseden çocuk, uyum sağlamak için daha çok çabalayabilir ve maskeleme için gereken çabayı derinleştirebilir. Davranışsal beklentiler dışarıdan karşılanır, ancak duygusal ihtiyaçlar karşılanmaz. Zamanla, sürekli uyum sağlamanın ağırlığı, özellikle çocuk ergenliğe ulaştığında ve sosyal talepler yoğunlaştığında, kronik strese, kaygıya veya depresif semptomlara katkıda bulunabilir.

Otizmin gizli formlarını tespit etmek, standart uyarı işaretlerini tetiklemedikleri için özellikle zor olabilir. Erken dil gelişimi tipik görünebilir ve bilişsel dönüm noktalarına zamanında ulaşılabilir. Tekrarlayan davranışlar özel veya seyrek, duyusal hassasiyetler hafif veya bağlama bağlı olabilir. Ancak yüzeyin altında, çocuk sosyal karşılıklılık, bakış açısı edinme ve beklenmedik değişikliklerle başa çıkma konusunda zorluk yaşar. Çocuk, gözlemlenen davranış ile içsel deneyim arasındaki boşluğu doldurdukça, "doğru yapmak" ile "doğru hissetmek" arasındaki fark giderek daha belirgin hale gelir. Bu boşluk genellikle yetişkinler için görünmezdir ve bu da tanı gecikmesine ve gelişim yıllarında sınırlı desteğe neden olur.
Yanlış anlaşılmanın acısı, bu çocuklar için tekrarlayan bir temadır. Sınıflarda, itaatkarlıkları nedeniyle övülürken, sosyal ipuçlarını çözmek veya duygularını düzenlemek için sessizce çabalayabilirler. Evde ise ebeveynler ruh hali değişimlerini, hayal kırıklığını veya geri çekilmeyi fark edebilir, ancak bunları kişilik özelliklerine veya ergenliğe bağlayabilirler. Çocuklar genellikle bu kafa karışıklığını içselleştirir ve bunu nörogelişimsel bir farklılık olarak görmek yerine kendilerinde bir sorun olduğuna inanırlar. Özellikle akranları kolayca ilişki kurarken, çocuk tekrarlayan yanlış iletişimler, dışlanma veya sosyal reddedilme yaşadığında, izolasyon duyguları yoğunlaşabilir.
Vaka anlatımları, göz ardı edilen çocukların deneyimlerini gözler önüne seriyor. Yapılandırılmış ortamlarda sosyal açıdan başarılı olan bir kız çocuğu, akademik olarak başarılıydı ancak grup projeleri sırasında sürekli kaygı yaşıyordu.

Sınıf arkadaşlarının hareketlerini taklit ediyor, senaryoları takip ediyor ve nadiren hayal kırıklığını dışa vuruyordu, ancak içten içe etkileşimlerin öngörülemezliği onu bunaltıyordu. Öğretmenleri onu "sessiz" veya "utangaç" olarak nitelendiriyor ve değerlendirme için yönlendirilmiyordu. Ancak on yaşında bir psikolog sosyal stres, duyusal hassasiyet ve mükemmeliyetçilik örüntülerini fark ettiğinde otizm değerlendirmesi başlatıldı ve teşhis konuldu. O zamana kadar çocuk köklü başa çıkma stratejileri geliştirmişti ve yıllarca süren maskelemenin etkilerini çözmek için müdahalelerin dikkatli bir şekilde uyarlanması gerekiyordu.

Başka bir çocuk, bir erkek çocuk, hobilerine ve sıra dışı ilgi alanlarına yoğun bir odaklanma sergilese de "tipik" görünecek kadar sosyal olarak kendini ifade edebiliyordu. Yüzeysel arkadaşlıklarını sürdürebilmesine rağmen, kaygı ve stres özel davranışlarında kendini gösteriyordu: volta atma, takıntılı not alma ve evdeki geçişleri yönetmede zorluk. Ebeveynleri bu davranışları mizaca bağlıyor ve öğretmenleri, küçük sosyal tuhaflıklarını not ederken akademik başarılarını övüyorlardı. Teşhis, çocuk artık maskelenemeyen tekrarlayan sosyal başarısızlık ve kaygı nöbetleri yaşadıktan sonra, geç çocukluk dönemine kadar konulamadı. Erken belirtiler mevcuttu, ancak incelik, sosyal maskeleme ve yanlış yorumlama, "yeterince uyum sağlayan" çocukların ne kadar kolay göz ardı edildiğini gösteriyordu.

Cinsiyet farklılıkları, kimin göz ardı edileceğini de etkiler. Otizmli kız çocuklarının erken çocukluk döneminde teşhis edilmeme olasılığı daha yüksektir; bu durum genellikle daha güçlü sosyal maskeleme, daha yüksek sözel beceriler ve toplumun uyum beklentileri nedeniyle ortaya çıkar. İnce sosyal taklit, ayrıntılara dikkat ve içselleştirilmiş başa çıkma mekanizmaları, kız çocuklarının akran etkileşimlerinde ani tehlike işaretleri olmadan ilerlemelerini sağlar.

Sonuç olarak, desteksiz ergenliğe ulaşabilir, kümülatif stres, artan kaygı ve öz saygı sorunları yaşayabilirler. Farkına varma çoğu zaman ancak akademik, sosyal veya duygusal zorluklar tırmandığında ve yıllardır gizli kalmış gizli nörogelişimsel farklılıklar ortaya çıktığında gerçekleşir.

Kültürel faktörler, göz ardı edilen çocuğun deneyimini daha da şekillendirir. Bazı toplumlarda, otizmle ilişkilendirilen davranışlar mizaç, kişilik veya aile geleneği olarak normalleştirilebilir ve bu da değerlendirme olasılığını azaltır. Diğerlerinde ise, gelişimsel farklılıkları çevreleyen damgalama, aileleri değerlendirme talep etmekten caydırarak tanınmanın önünde görünmez engeller yaratır. Göz ardı edilen çocuklar genellikle ince nörogelişimsel özellikler ve kültürel beklentilerin kesiştiği noktada bulunur; toplumsal normlar ihtiyaçlarını maskeleyerek müdahalelere erişimi geciktirir. Bu kesişimsellik, bazı çocukların sınırlı desteğe rağmen başarılı olurken, bazılarının ergenliğe kadar devam eden stres ve sosyal zorluklar biriktirdiği karmaşık bir tabloya katkıda bulunur.

Göz ardı edilmenin psikolojik bedeli önemlidir. Çocuklar, tekrarlayan iletişimsizlik, sosyal uyumsuzluk ve kabul edilmeyen zorluk deneyimlerini içselleştirirler. Öngörülemeyen sosyal ortamlarla başa çıkma stratejileri olarak yüksek öz farkındalık, kaygı ve mükemmeliyetçilik geliştirebilirler. Zamanla, bu başa çıkma mekanizmaları yetişkinlerin sıkıntılarını maskeleyebilir ve iç baskıyı artırırken mücadelelerin görünmez kalmasına neden olabilir.

Depresyon, sosyal geri çekilme ve düşük öz saygı genellikle geç çocukluk veya ergenlik döneminde ortaya çıkar ve yıllarca fark edilmeyen nörogelişimsel farklılıkların kümülatif etkisini yansıtır.

Akran dinamikleri özellikle kritik bir rol oynar. Göz ardı edilen çocuklar genellikle sosyal normları tam olarak içselleştirmeden gözlemlerler ve bu da yanlış anlamalara veya ince çatışmalara yol açar. Açık kurallara uysalar da ima edilen beklentileri göz ardı edebilirler ve bu da sosyal sürtüşmelere neden olabilir. Arkadaşları ve sınıf arkadaşları davranışları yanlış yorumlayarak izolasyon duygularını pekiştirebilir. Sosyal ipuçlarını yorumlama ve bunlara yanıt verme konusunda destek alan erken teşhisli akranlarının aksine, göz ardı edilen çocuklar tek başlarına başa çıkma stratejileri geliştirirler ve bu da verimsiz veya yorucu olabilir. Bu deneyimler birikerek öz algıyı ve ruh sağlığı sonuçlarını şekillendirir.

Eğitim deneyimleri, göz ardı edilen çocukların karşılaştığı zorlukları daha da açık bir şekilde ortaya koymaktadır. Öğretmenler, öğrenme farklılıklarını belirlemek için genellikle görünür göstergelere güvenirler. Görevlerini zamanında tamamlayan, talimatları izleyen ve ortalama bir performans sergileyen bir çocuk, içsel zorluklar yaşasa bile dikkat çekmeyebilir. Grup çalışmasında, organizasyonda veya geçişlerle başa çıkmada yaşanan ince zorluklar, motivasyona, tembelliğe veya kişiliğe atfedilebilir. Resmi değerlendirme ve hedefli müdahaleler olmadan, bu çocuklar stresi azaltabilecek, beceri gelişimini destekleyebilecek ve ruh sağlığını destekleyebilecek bir destek olmadan akademik ortamlarda ilerlemek zorunda kalırlar.

Gecikmiş tanılamanın uzun vadeli sonuçları çocukluk döneminin ötesine uzanır. Göz ardı edilen ergenler ve yetişkinler kronik anksiyete, depresyon veya sosyal ilişkilerde zorluk yaşayabilirler.

Genellikle yüzeysel olarak işlev görmelerini sağlayan karmaşık maskeleme teknikleri geliştirirler, ancak bu stratejiler sürekli çaba gerektirir ve yorgunluk yaratır. İlişkiler, iş yaşamı ve günlük işleyiş, ele alınmamış nörogelişimsel farklılıkları telafi etme ihtiyacından etkilenebilir. Buna karşılık erken teşhis, kümülatif stresi azaltan ve adaptif işleyişi destekleyen araçlar, başa çıkma stratejileri ve destek ağları sağlar.

Bu zorluklara rağmen, göz ardı edilen çocuklar da dayanıklılık gösterir. Birçoğu sosyal, akademik ve duygusal ortamlarda gezinmek için benzersiz stratejiler geliştirir. Yapı ve rahatlık sağlayan odaklanmış ilgi alanları geliştirebilir, sosyal zorlukları telafi eden bilişsel beceriler geliştirebilir veya duygusal refahı sürdüren küçük, anlamlı ilişkiler kurabilirler. Ancak dayanıklılık genellikle artan kaygı, mükemmeliyetçilik ve içselleştirilmiş stres pahasına gelir ve bu da gereksiz yükü azaltmak için zamanında tanı ve müdahalenin önemini vurgular.

Gözden kaçan çocuklar, geleneksel tanı çerçevelerinin sınırlılıklarını vurgular. Standart tarama araçları, birçok kişi için etkili olsa da, gözlemlenebilir davranışlara ve bakım verenlerin bildirimlerine dayanır. İnce özellikler, maskeleme ve telafi edici stratejiler, yanlış negatif sonuçlara yol açarak değerlendirmeyi geciktirebilir. Klinisyenler, farklılıkları geleneksel beklentilere uymayan çocukları belirlemek için nüanslı sosyal etkileşim, duyusal hassasiyet ve duygusal düzenleme kalıplarını yorumlamalıdır. Eğitim, farkındalık ve dikkatli gözlem, ihtiyaçları başka türlü gizli kalabilecek bu çocukların deneyimlerini yakalamak için olmazsa olmazdır.

Aileler, göz ardı edilen çocukların savunuculuğunu yapmada kritik bir rol oynar. Sürekli gözlem, davranışların belgelenmesi ve eğitimciler veya sağlık hizmeti sağlayıcılarıyla iletişim genellikle değerlendirmeyi tetikler. Tanınma süreci daha uzun olabilir ve tekrarlanan konsültasyonlar, yönlendirmeler ve değerlendirmeler gerektirebilir. Bakım verenlerin duygusal dayanıklılığı, şüphecilik, gecikmiş destek ve sistemik engellerle mücadele ederken sınanır. Ancak savunuculuk, belirsiz erken belirtiler ile resmi tanılama arasındaki boşluğu doldurarak önemini korur.

Tespit edildikten sonra, gözden kaçan çocuklar erken teşhis konmuş akranlarına sağlananlara benzer müdahalelerden faydalanırlar; ancak yerleşik başa çıkma stratejileri ve birikmiş stresle başa çıkmak için uyarlama gerekebilir. Terapi genellikle sosyal becerilere, duygusal düzenlemeye, kaygı yönetimine ve öz farkındalığa odaklanır ve çocuğun mevcut stratejilerini temel alarak ihtiyaç duyulan alanları ele alır. Ebeveyn rehberliği, eğitim desteği ve çevresel düzenlemeler, çocuğun yeni zorluklarla başa çıkmasına ve sosyal ve akademik bağlamlarda özgüven geliştirmesine yardımcı olan kritik unsurlar olmaya devam etmektedir.

Sonuç olarak, göz ardı edilen çocuğun hikâyesi, otizmin çeşitliliğini ve incelikli belirtileri fark etmenin önemini vurguluyor. Bu çocuklar "klasik" kalıba uymasa da, deneyimleri daha az gerçek veya önemli değil.

Gecikmiş teşhis duygusal ve sosyal maliyetler doğurur, ancak farkındalık ve hedefli destekle, göz ardı edilen çocuklar başarılı olabilir. Bu çocukların yolculuğu, tüm çocukların, durumlarına bakılmaksızın, refah için gerekli anlayış ve desteği almalarını sağlamak için farkındalığın, dikkatli gözlemin ve duyarlı müdahalenin önemini vurgular.

Bölüm 12 – Maskeleme ve Kamuflaj

Bazen kamuflaj olarak da adlandırılan maskeleme, birçok otistik bireyin farklılıklara uyum sağlamayı başaramayan bir dünyada yolunu bulmak için kullandığı bir stratejidir. Bilinçli veya bilinçsiz olarak doğal tepkileri bastırmayı, sosyal davranışları taklit etmeyi ve akranlarına uyum sağlamak için beklenen duygusal ipuçlarını sergilemeyi içerir. Bu olgu, özellikle küçük yaşlardan itibaren dikkatli, uyumlu ve ilişkisel olarak farkında olmaları için sosyalleştirilen kız çocukları arasında yaygındır. Maskeleme kısa vadeli sosyal başarıyı kolaylaştırabilse de, genellikle otizmin fark edilmesini geciktirir ve uzun vadeli duygusal maliyetler taşır. Uzun süreli uyum sağlama çabasına sıklıkla yorgunluk, kaygı, depresyon ve kimlik karmaşası eşlik eder ve bu da maskelemeyi hem bir hayatta kalma stratejisi hem de bir kırılganlık kaynağı haline getirir.

Erken çocukluktan itibaren, maskeli davranışlar incelikli ama yaygın olabilir. Bir çocuk, rahatsız hissettiğinde bile göz temasını sürdürmeyi, anlaşılmayan şakalara gülümsemeyi veya çatışmadan kaçınmak için onaylarcasına başını sallamayı öğrenebilir. Bu stratejiler uyarlanabilir niteliktedir; çocuğun sosyal ortamlarda olumsuz dikkat çekmeden hareket etmesini sağlar. Öğretmenler itaat, nezaket veya olgunluk algılayabilirken, akranlar çocuğu grup normları bağlamında "normal" olarak kabul edebilir. Ebeveynler çaba gerektiren davranışları veya incelikli yorgunluğu fark edebilir, ancak bunları altta yatan nörogelişimsel bir farklılık belirtisi yerine utangaçlık, çalışkanlık veya mizaç olarak yorumlayabilirler. Sosyal yetkinliğin dış görünümü, içsel mücadeleyi gölgeleyerek değerlendirme ve müdahaleyi geciktirebilir.

Vaka anlatıları, maskeleme deneyimini aydınlatır. İlkokula başlayan bir kız çocuğu, sınıf arkadaşlarının davranışlarını birebir taklit etti. Cümleleri tekrarladı, jestleri taklit etti ve beklenen sorulara vereceği cevapları prova etti. Teneffüste oyunları dikkatlice izledi ve yalnızca örtük kurallara uyabileceğinden emin olduğunda katıldı. Öğretmenleri onu sessiz, kibar ve uslu biri olarak tanımladı. Ancak evde, yorgunluk ve hayal kırıklığı özelde de ortaya çıktı: okuldan sonra gözyaşları, küçük aksaklıklar nedeniyle sinir krizleri ve kalıcı bir aidiyetsizlik hissi. Bu erken belirtilere rağmen, teşhis, biriken stres ve kaygının resmi değerlendirmeyi gerektirdiği orta çocukluk dönemine kadar konulmadı. Maskeleme, duygusal gerginlik pahasına sosyal kabul yaratmayı başarmıştı.

Maskeleme, yalnızca açık sosyal taklitle sınırlı değildir; duygusal düzenleme ve bilişsel telafiye de uzanır. Çocuklar, çatışmadan veya olumsuz yargılardan kaçınmak için spontan tepkilerini bastırabilir, yüz ifadelerini prova edebilir veya başkalarının duygularını tahmin edebilir. Sosyal senaryoları ezberlemek, ses tonunu izlemek ve sözsüz ipuçlarını çözümlemek gibi bilişsel stratejiler, sürekli dikkat ve zihinsel enerji gerektirir. Bu stratejiler anlık sosyal durumlarda etkili olsa da, zamanla sürdürülebilir değildir. Uzun süreli çaba, duygusal rezervleri tüketerek yorgunluğa, sinirliliğe ve tükenmişliğe katkıda bulunur. Çocuk olgunlaştıkça ve sosyal talepler yoğunlaştıkça, özellikle de akran incelemesi, akademik baskı ve kimlik keşfinin bir araya geldiği ergenlik döneminde, ruh sağlığı sorunları ortaya çıkar.

Cinsiyet farklılıkları maskeleme deneyimlerini şekillendirir. Araştırmalar, kızların otistik özelliklerini gizleme olasılığının erkeklerden daha yüksek olduğunu göstermektedir; bu kısmen sosyal beklentilerden kaynaklanmaktadır. Toplumsal normlar, kızların küçük yaşlardan itibaren içselleştirdikleri ilişkisel farkındalığı, duygusal duyarlılığı ve uyumu teşvik eder. Sonuç olarak, sosyal ipuçlarını yorumlamada zorluk, duyusal hassasiyetler veya kısıtlı ilgi alanları gibi incelikli özellikler daha kolay gizlenir. Buna karşılık, erkekler hiperaktivite, tekrarlayan hareketler veya doğrudan sosyal zorluklar gibi daha erken dikkat çeken belirgin davranışlar sergileyebilirler. Sonuç olarak, kızlar orantısız bir şekilde geç teşhis, ruh sağlığı sorunları ve içselleştirilmiş sıkıntı riski altındadır ve bu da nörogelişimsel farklılık ile cinsiyete dayalı beklentilerin kesişimini vurgular.

Maskelemenin bilişsel ve duygusal emeği önemlidir. Çocuklar davranışlarını sürekli olarak izlemeli, sosyal geri bildirimleri yorumlamalı ve gerçek zamanlı olarak uyum sağlamalıdır. Bu çaba, fizyolojik ve psikolojik sonuçları olan kronik stres yaratır. Yorgunluk yaygın bir tezahürdür; birçok çocuk okuldan veya sosyal etkinliklerden sonra bitkin hisseder ve yoğun enerji harcamadan etkileşimi sürdüremez. Duygusal sonuçlar arasında kaygı, öz güven eksikliği ve içsel deneyimlerin dışsal uyum sağlamasına rağmen fark edilmemesi nedeniyle bir görünmezlik hissi yer alır. Dolayısıyla maskeleme iki ucu keskin bir kılıç işlevi görür: sosyal bütünleşmeyi sağlarken aynı zamanda kırılganlığı da besler.

Uzun süreli maskelemenin etkisi, sosyal karmaşıklığın ve öz farkındalığın arttığı ergenliğe kadar uzanır. Sosyal hiyerarşiler, romantik ilgi ve kimlik oluşumu, yalnızca taklit yoluyla her zaman üstesinden gelinemeyecek zorluklar ortaya çıkarır. Ergenler, kamuflajın getirdiği talepler arttıkça artan kaygı, depresif semptomlar veya psikosomatik şikayetler yaşayabilirler. Akran etkileşimleri daha incelikli hale gelir ve karmaşık sosyal ipuçlarının, incelikli mizahın ve örtük kuralların hızlı yorumlanmasını gerektirir. İçsel deneyim ile dış beklentiler arasındaki uçurum genişledikçe, son derece yetenekli maskeleyiciler bile zorlanabilir ve bu da gerginlik, kafa karışıklığı ve duygusal gerginlik yaratır. Maskelemenin ruh sağlığı üzerindeki etkileri önemlidir. Araştırmalar, uzun süreli kamuflaj uygulayan bireylerin, kapsamlı maskeleme talepleri olmadan destek alan erken teşhisli akranlarına kıyasla anksiyete, depresyon ve intihar riski altında olduğunu göstermektedir. Duygusal sıkıntı, yıllar içinde birikir ve genellikle yalnızca dışsal sosyal yeterliliği algılayan bakıcılar veya eğitimciler tarafından fark edilmez. Beklentileri karşılama konusunda içselleştirilmiş baskı, sosyal başarısızlık korkusu ve gerçek anlamda dinlenememe, duygusal tükenmişliğe katkıda bulunur. Görünüş ve içsel gerçeklik arasındaki tutarsızlık, kimlik karmaşasını besler ve bazı bireyler özgünlüklerini veya öz değerlerini sorgular.

Maskeleme, müdahaleye erişimi de etkiler. Dışa dönük davranışlar tipik göründüğü için, öğretmenler ve klinisyenler otistik özellikleri tespit edemeyebilir ve değerlendirme için yönlendirmeler gecikebilir. Resmi bir tanıma olmadan, çocuklar erken terapi, sosyal beceri eğitimi ve çevresel düzenlemelerden yararlanma fırsatını kaçırırlar. Ortaya çıkan destek açığı stresi artırır ve beceri edinimini sınırlayarak bileşik bir etki yaratır: Çocuk, stresi hafifletebilecek kaynaklardan yoksunken sosyal performansını korumak için daha çok çalışmak zorundadır. Müdahaledeki bu gecikme, kamufle etmenin gizli yükünü pekiştirerek dikkatli gözlem ve ayrıntılı değerlendirmenin kritik rolünü vurgular.
Aile dinamikleri, maskeleme deneyimleriyle iç içe geçmiştir. Ebeveynler, bu tür davranışlar için gereken enerjinin farkında olmadan, itaati ve görünürdeki sosyal yetkinliği övebilirler. Kardeşler, arkadaşlar ve geniş aile, içine kapanık anları veya özel hayal kırıklıklarını huysuzluk, ilgisizlik veya tavır olarak yanlış yorumlayabilir. Onay ve kabul arayışındaki çocuk, maskelemeye devam ederek gizli bir mücadele döngüsünü pekiştirir. Ebeveynler, resmi bir değerlendirme otizmi ortaya çıkardığında genellikle şaşkınlık veya endişe bildirirler, çünkü dışsal davranışlar daha önce değerlendirme ihtiyacını göstermemiştir. Maskelemenin farkında olmak, aile anlayışını değiştirebilir ve sürekli kamufle olma ihtiyacını azaltırken içsel deneyimleri doğrulayan destekleyici stratejileri teşvik edebilir.
Maskeli çocukların gelişimsel süreçleri değişkenlik gösterir. Bazıları yüksek işlevsellik seviyelerini korur ve özellikle çevresel talepler tutarlı ve destekleyici olduğunda, nispeten düşük duygusal maliyetle sosyal beklentilere uyum sağlar.

Diğerleri ise ergenlik veya erken yetişkinlik döneminde kronik stres, tükenmişlik ve ruh sağlığı sorunları gibi önemli zorluklarla karşılaşmaktadır. Dengeleyici faktörler arasında ebeveyn desteği, terapiye erişim, okul düzenlemeleri ve bireyin bilişsel ve duygusal kaynakları yer almaktadır. Maskelemenin farkına varmak, bu farklı sonuçları anlamak ve hem becerilere hem de duygusal refaha yönelik müdahaleleri uyarlamak için çok önemlidir.

Eğitim ortamları, maskeleme deneyiminde önemli bir rol oynar. Okullar, öğrenme veya gelişimsel farklılıkları tespit etmek için genellikle gözle görülür davranışlara, akademik performansa ve öğretmen gözlemine güvenir. Maskelenmiş davranışlar eğitimcileri yanıltabilir: Bir çocuk akademik olarak başarılı olabilir, talimatları takip edebilir ve sosyal etkileşimlerde görünür bir başarı gösterebilirken, özel hayatında kaygı veya duyusal hassasiyetlerle mücadele ediyor olabilir. Grup çalışmasından kaçınma, mükemmeliyetçilik veya psikosomatik şikayetler gibi zorluklar ortaya çıktığında, altta yatan neden otizmle doğrudan ilişkilendirilemeyebilir. Maskeleme, geri çekilme ve stresin daha incelikli kalıplarını fark edebilecek donanıma sahip öğretmenler, daha erken müdahaleyi kolaylaştırarak kümülatif ruh sağlığı riskini azaltabilir.

Akran ilişkileri, maskelemenin ikili doğasını daha da belirginleştirir. Maskeli çocuklar arkadaşlıklarını sürdürebilir ve çatışmalardan kaçınabilir, ancak daha yüksek iç stres yaşarlar. Sosyal olarak uyumlu olabilirler, ancak ilişkiler konusunda sezgisel bir anlayıştan yoksun olabilirler ve bu da kaygıya veya öz güven eksikliğine neden olan ince uyumsuzluklara yol açabilir. Ergenlik dönemindeki romantik ilgi ve grup dinamikleri, sosyal nüansların giderek daha kritik hale gelmesiyle bu zorlukları daha da artırır.

Maskeleme işlevsel katılımı mümkün kılabilir ancak gerçek bir sosyal rahatlık sağlamaz ve çocukları bitkinliğe, duygusal dengesizliğe ve ilişkisel yanlış anlaşılmalara karşı savunmasız bırakır.

Sağlık profesyonelleri, otizmde kamuflajın önemini giderek daha fazla kabul etmektedir. Değerlendirme araçları ve tanı kriterleri, incelikli belirtileri yakalamak ve telafi edici davranışları hesaba katmak için gelişmektedir. Klinisyenler, gözlemlenen davranışlar ile içsel deneyimler arasındaki tutarsızlıkları gözlemlemek, yorgunluk belirtilerini araştırmak ve başa çıkma stratejilerini keşfetmek üzere eğitilmektedir. Ebeveynler ve öğretmenler, özel davranışlar, duygusal kalıplar ve günlük zorluklar hakkında ayrıntılı bilgi vermeye teşvik edilmektedir. Maskelemenin erken teşhisi, hem beceri gelişimini hem de ruh sağlığını destekleyen desteği kolaylaştırarak, uzun süreli kamuflajın uzun vadeli etkilerini azaltır.

Vaka çalışmaları, fark edilmeyen maskelemenin sonuçlarını göstermektedir. Sosyal açıdan yetenekli ve akademik olarak başarılı bir ergen kız, şiddetli anksiyete, uykusuzluk ve mükemmeliyetçilik sorunları yaşamıştır. Yıllardır akranlarını taklit etmiş, sosyal beklentileri içselleştirmiş ve zorluk çıkarabilecek durumlardan kaçınmıştır. Otizm, ancak kronik anksiyete konusunda bir uzmana yönlendirildikten sonra fark edilmiş ve bu da altta yatan başa çıkma ve tükenmişlik kalıplarını açıklamıştır. Terapi yalnızca sosyal becerilere değil, aynı zamanda duygusal düzenlemeye, öz farkındalığa ve maskeleme taleplerinin azaltılmasına odaklanmış ve nörogelişimsel özellikler, çevresel beklentiler ve ruh sağlığı sonuçlarının kesişimini vurgulamıştır.
Başka bir örnek, sosyal senaryoları ezberleyerek ve akran davranışlarını taklit ederek maske takan bir çocukla ilgilidir. Öğretmenler ve ebeveynler başlangıçta yaşadığı zorlukların farkında değillerdi; yalnızca ara sıra sinirlilik veya içe kapanma yaşadıklarını belirtiyorlardı. Ortaokula gelindiğinde, biriken stres panik ataklara ve depresif semptomlara yol açarak değerlendirme ve tanı sürecini hızlandırdı. Müdahaleler hem beceri edinimini hem de duygusal desteği hedef alarak sürekli kamuflaj ihtiyacını azalttı ve refahı iyileştirdi. Bu anlatılar, maske takmanın nasıl teşhis sürecini geciktirdiğini, kırılganlığı artırdığını ve uzun vadeli ruh sağlığı gidişatını şekillendirdiğini göstermektedir.

Dolayısıyla maskeleme hem bir stratejiyi hem de bir sonucu temsil eder. Sosyal hayatta kalmayı, kabul görmeyi ve işlevsel katılımı mümkün kılar, ancak gizli bir bedeli de vardır. Duygusal tükenme, kimlik karmaşası ve gecikmiş destek, özellikle maskeleme erken çocukluk döneminde başlayıp ergenliğe kadar devam ettiğinde yaygın sonuçlardır. Maskelemenin farkına varılması, zamanında müdahale, uygun terapi ve içsel deneyimlerin doğrulanması için kritik öneme sahiptir. Bu, eğitimde, klinik değerlendirmede ve ebeveynlikte nüanslı anlayışın önemini vurgulayarak, çocukların yalnızca dışsal performanslarında değil, aynı zamanda dünyayla gerçek bir etkileşimde de desteklenmesini sağlar.

Sonuç olarak, kamuflaj, nörogelişim, sosyal beklentiler ve ruh sağlığı arasındaki karmaşık etkileşimi aydınlatır. Otizm özelliklerini gizleyen çocuklar, günlük yaşamda olağanüstü bir çabayla ilerler, dışsal uyum sağlarken içsel olarak farklılıklarla baş ederler.

Maskeleme sosyal dışlanmaya karşı geçici bir koruma sağlasa da, tanıyı geciktirir, erken müdahaleye erişimi azaltır ve kaygı, depresyon ve tükenmişliğe karşı duyarlılığı artırır. Maskeleme farkındalığı, eğitimcilerin, klinisyenlerin ve bakım verenlerin ince belirtileri tespit etmelerini, hedefli destekler sağlamalarını ve dayanıklılığı geliştirmelerini sağlar. Çocuğun içsel deneyiminin tanınması ve onaylanmasının, sosyal veya bilişsel becerileri öğretmek kadar önemli olduğunu vurgular. Maskelemeyi anlamak, ruh sağlığını desteklemek, özgün bir şekilde kendini ifade etmeyi teşvik etmek ve hiçbir çocuğun ihtiyaçlarının görünmez kalmamasını sağlamak için çok önemlidir.

Ergenlik, sosyal, duygusal ve bilişsel baskıların bir araya geldiği, büyük değişimlerin yaşandığı bir dönemdir. Otizmli bazı bireyler için bu yıllar, daha önce maskelenmiş veya gözden kaçmış farklılıkları ortaya çıkaran zorluklar getirir. Çocukluk döneminde, bazı özellikler taklit, yapılandırma veya yetişkin desteğiyle telafi edilebilir, ancak ergenliğin getirdiği zorunluluklar, değişen akran dinamikleri ve artan akademik karmaşıklık genellikle zayıf noktaları ortaya çıkarır. Ergenlik dönemi, altta yatan nörogelişimsel profilin artık başa çıkma stratejileriyle gizlenemediği, eğitimcilerin, klinisyenlerin ve ailelerin dikkatini çektiği ve sıklıkla ilk resmi tanıya yol açtığı bir dönemdir.

Birçok genç için sosyal beklentiler hızla yükselir. Arkadaşlıklar daha karmaşık hale gelir ve yazılı olmayan kuralların, alaycılığın ve ince duygu ve niyet ipuçlarının ayrıntılı bir şekilde anlaşılmasını gerektirir. Ergen, akran hiyerarşilerinde yolunu bulmalı, çatışmaları yönetmeli ve daha önce yetişkin gözetimiyle basitleştirilmiş karmaşık sosyal sinyalleri yorumlamalıdır. Çocuklukta maskeli veya uyum sağlamış olanlar, görünüşlerini korumak için gereken bilişsel ve duygusal yükün sürdürülemez hale geldiğini görürler. Yorgunluk, kaygı ve hayal kırıklığı artık göz ardı edilemeyecek şekillerde ortaya çıkar. Öğretmenler ve ebeveynler, yaş normlarıyla tutarsız görünen davranışları fark etmeye başlarlar: grup aktivitelerinden çekilme, sohbetleri sürdürmede zorluk veya önceki görünür yeterliliğe rağmen tekrarlayan yanlış anlamalar.

Ergenlik döneminde akademik baskılar yoğunlaşarak otizm özelliklerini daha da açığa çıkarır. Çoklu görev, esnek düşünme ve soyut problem çözme gerektiren görevler, yönetici işlevlerdeki farklılıkları ortaya çıkarabilir. Yapılandırılmış ortamlarda başarılı olan bir öğrenci, açık uçlu ödevler, grup projeleri veya değişen sınıf talepleriyle başa çıkmakta zorlanabilir. İçsel yetenek ve performans beklentileri arasındaki fark büyür ve genellikle strese, mükemmeliyetçiliğe veya kaçınma davranışlarına yol açar. Bazı durumlarda, düşen notlar veya tutarsız performans, altta yatan nörogelişimsel farklılıkları ortaya çıkararak eğitim değerlendirmelerini tetikler. Sosyal karmaşıklık ve akademik zorlukların birleşimi bir dönüm noktası yaratır: Daha önce kontrollü ortamlarda yönetilebilen şeyler, sürekli bir gerginlik kaynağı haline gelir.
Ergenlik, ergenlik döneminin baskılarını artıran hormonal, fiziksel ve duygusal değişikliklere yol açar. Artan duygusal hassasiyet, artan öz-bilinç ve değişen kimlik dinamikleri, içsel stresi artırır. Daha önce tolere edilen veya fark edilmeyen duyusal hassasiyetler, bedensel değişiklikler algıyı değiştirdikçe bunaltıcı hale gelebilir. Uyku düzeni, iştah ve duygusal düzenleme bozulur ve başa çıkma stratejileri daha da zorlaşır. Daha önce dikkatli bir şekilde maskelemeyle "idare edebilen" ergen, artık gizlemesi zor yorgunluk ve kaygı yaşar. Ebeveynler ve eğitimciler, ruh hali değişimlerini, çöküntüleri veya kaçınma davranışlarını fark eder ve bu da genellikle sorulara, endişeye ve nihayetinde değerlendirme için yönlendirmeye yol açar.

Ergenlikte otizmin açığa çıkması genellikle karmaşık bir rahatlama ve keder karışımı getirir. Birçok genç için resmi bir teşhis, bir doğrulama sağlar: Yıllarca süren farklı, yanlış anlaşılmış veya izole edilmiş hissinin bir açıklaması. İçsel deneyimler artık salt kişilik tuhaflıkları veya tembellik olarak görmezden gelinmez ve ergen kendi bilişsel ve duygusal kalıplarını net bir şekilde anlamaya başlayabilir. Aynı zamanda teşhis, erken destek, müdahaleler ve stres ve kaygıyı azaltabilecek stratejiler için kaybedilen fırsatlara duyulan pişmanlığı yansıtan bir kedere de yol açabilir. Ergenler, yıllarca maskeleme, yanlış anlama ve dile getirilmeyen beklentilere uymaya çalışmanın kümülatif etkilerinin yasını tutabilirler.

Sosyal mücadeleler genellikle geç tanı için en belirgin katalizördür. Daha önce akran etkileşimlerini taklit yoluyla yöneten ergenler, sosyal durumlar daha akışkan ve ayrıntılı hale geldikçe bu stratejileri yetersiz bulabilirler. Okulda yapılan bir grup projesi, sözel olmayan ipuçlarını yorumlamada veya tepkileri koordine etmede zorluk ortaya çıkarabilir. Akranlarla yapılan bir sohbet, gözden kaçan alaycılığı, örtük anlamı veya incelikli duygusal değişimleri açığa çıkarabilir. Romantik ilgi, karmaşık arkadaşlık dinamikleri ve akran baskısı bu zorlukları daha da büyütür. Zamanla, tekrarlanan sosyal hatalar stresi ve öz farkındalığı artırır ve bakıcılar, tipik ergen davranışlarının ötesinde farklılıklar gösteren kalıpları fark eder.

Ergenlik dönemindeki bu açığa çıkma sürecine sıklıkla ruhsal sağlık sorunları eşlik eder. Sosyal ve akademik talepler yoğunlaştıkça kaygı, depresyon ve duygusal düzensizlik sıklıkla ortaya çıkar. Daha önce işlevsel adaptasyona olanak tanıyan maskeleme stratejileri, bitkinliğe, sinirliliğe ve içe kapanmaya yol açabilir.

Ergenler mükemmeliyetçi eğilimler, öz eleştiri veya algılanan başarısızlığa karşı aşırı duyarlılık geliştirebilirler. Bazıları kendini izole ederken, diğerleri psikosomatik şikayetler, uyku bozuklukları veya psikososyal zorluklar yaşar. Ruh sağlığı sorunlarının ortaya çıkması, ebeveynleri veya eğitimcileri genellikle profesyonel değerlendirme almaya yönlendirir ve bu da teşhis edilmemiş otizm özelliklerinin ortaya çıkmasına yol açar.

Ergenlikte geç tanı, cinsiyete göre de şekillenir. Kızlar ve genç kadınlar, daha güçlü maskeleme, toplumsal uyum beklentileri ve kişilik özelliklerinin daha incelikli tezahürleri nedeniyle genellikle erkeklerden daha geç tanınırlar. Toplumsal normları içselleştirmiş bir kız, arkadaş gruplarında etkili bir şekilde hareket ediyor gibi görünse de kronik stres, kaygı ve kimlik karmaşası yaşayabilir. Ergenlik döneminde akran etkileşimleri veya akademik talepler yoğunlaştığında, bu gizli farklılıklar belirginleşir. Bu nedenle, tanı zamanlaması genellikle nörogelişimsel profil, maskeleme becerisi ve toplumsal cinsiyet beklentilerinin bir kombinasyonundan etkilenir.

Aile dinamikleri, ergenlik dönemindeki dışavurumda önemli bir rol oynar. Ebeveynler, erken belirtilerin gözden kaçırılıp kaçırılmadığını veya yanlış yorumlanıp yorumlanmadığını merak ederek yıllarca süren mücadeleyi hatırlayabilirler. Kardeşler, bir zamanlar gözden kaçan sosyal davranış, iletişim veya duyusal işlemedeki farklılıkları hatırlayabilirler. Bakım verenler, çocuklarının zorluklarının kaynağını nihayet anladıkları için rahatlama ve gecikmiş tanılamanın getirdiği suçluluk duygusunu bir arada yaşayabilirler. Bu karmaşık duygusal tepki, ergenlik dönemindeki dışavurumun yaygın bir parçasıdır ve aile eğitiminin, desteğinin ve teşhis sonrası planlamaya katılımın önemini vurgular.

Eğitim ortamları sıklıkla maskelerin açığa çıkarıldığı bir ortam görevi görür. Öğretmenler akademik performans ile sosyal etkileşim arasında tutarsızlıklar fark edebilir veya grup çalışmaları ve iletişimde tekrarlayan zorluklar gözlemleyebilir. Okul rehber öğretmenleri veya psikologlar, nörogelişimsel farklılıklarla tutarlı örüntüleri fark ederek resmi değerlendirmeyi teşvik edebilir. Dinamik sosyal ve bilişsel talepleriyle okul ortamı, genellikle önceki yıllarda maskelenen veya telafi edilen özelliklerin ortaya çıkarılması için gerekli kontrastı sağlar. Bu bağlamlardaki gözlemler, doğru değerlendirme ve destek planlaması için çok önemlidir.

Akran karşılaştırması, bu açığa çıkmaya katkıda bulunan bir diğer faktördür. Ergenler sosyal deneyimlerinde, ilgi alanlarında ve duygusal ipuçlarına verdikleri tepkilerde farklılıklar fark etmeye başlarlar. Arkadaşlar sosyal belirsizlikle kolayca başa çıkarken, ergen tepkileri tahmin etmekte veya çatışmaları yönetmekte zorlanır. Romantik ilgi alanları, iletişim, empati veya duygusal karşılıklılıktaki farklılıkları vurgulayabilir. Sosyal dışlanma, tekrarlanan yanlış anlamalar ve akranlardan gelen geri bildirimler, genellikle artık maskelenemeyen bir stres yaratır. Farklılıklara dair bu artan farkındalık, ergeni veya bakıcılarını sıklıkla değerlendirme ve destek aramaya motive eder.

Ergenlik döneminde bilişsel ve duygusal farkındalık, geç teşhisin etkisini artırır. Ergenler, içsel deneyimleri üzerinde düşünme ve algıları ile dışsal beklentiler arasındaki farkı fark etme konusunda daha yeteneklidir. Öz sorgulama, hayal kırıklığı ve farklılıklara dair kaygı daha belirgin hale gelir. Bazı ergenler, erken teşhis konmuş akranlarına sağlanan anlayış ve uyumdan yoksun bir şekilde hayatlarını sürdürdüklerini fark ederek bir yabancılaşma hissi yaşarlar. Bu bilişsel farkındalık hem üzücü hem de motive edici olabilir ve resmi değerlendirme, terapi ve destek ağlarına yönelmelerine yol açabilir.

Ergenlik dönemindeki değerlendirme süreci genellikle birden fazla değerlendirmeyi içerir: psikolojik testler, sosyal-duygusal değerlendirme, bilişsel değerlendirme ve klinik gözlem. Bakım verenlerle erken gelişim hakkında görüşmeler yapılır, ancak bilgiler sınırlı veya eksik olabilir. Ergenler, içsel deneyimler, başa çıkma stratejileri ve akran etkileşimindeki zorluklar hakkında bilgi sağlayabilirler. Kapsamlı bir değerlendirme, otizmi diğer durumlardan ayırmaya, geç ortaya çıkan özellikleri bağlama oturtmaya ve ruh sağlığı komorbiditelerini belirlemeye yardımcı olur. Bu dönemde doğru tanı, ergenin deneyimlerini, ihtiyaçlarını ve güçlü yönlerini anlamak için bir çerçeve sağlar.

Geç tanı sonrası ruh sağlığı sonuçları, yıllarca fark edilmeyen farklılıklardan etkilenir. Kaygı, depresyon ve sosyal stres yerleşik hale gelebilir ve otizme özgü desteklerin yanı sıra hedefli müdahale gerektirebilir. Çocukluk döneminde geliştirilen bilişsel stratejiler, başa çıkma mekanizmaları ve öğrenilmiş davranışlar, nörogelişimsel farklılıklara dair yeni anlayışa uyum sağlamak için yeniden düzenlenmelidir.

Terapi genellikle duygusal düzenleme, sosyal beceriler, öz şefkat ve maskeleme yorgunluğunu azaltma stratejilerine odaklanır. Bu aşamadaki destekleyici müdahaleler refahı önemli ölçüde artırabilir, ancak gecikmiş tanılamanın getirdiği zorluklar bakım için önemli bir bağlam olmaya devam etmektedir.

Ergenlik dönemindeki dışavurumlar genellikle kimliğin yeniden değerlendirilmesine yol açar. Ergenler, yıllardır süren farklılıkları, maskelemeyi ve yanlış anlaşılmaları düşünebilir ve tanı ışığında öz algılarını yeniden yapılandırmaya başlayabilirler. Rahatlama ve onaylama, erken destek fırsatlarının kaybedilmesinin verdiği üzüntüyle birlikte var olur. Ergenler, benzer deneyimlere sahip akran toplulukları arayabilir, öz savunuculuk faaliyetlerinde bulunabilir ve sosyal, akademik ve duygusal zorluklarla özgün bir şekilde başa çıkmanın yollarını keşfedebilirler. Daha önce maskeleme ve yanlış anlamalarla karmaşıklaşan kimlik oluşumu, otizm özelliklerinin tanınmasının ardından daha tutarlı ve destekleyici hale gelebilir.

Ergenlik döneminde sosyal destek ağları kritik öneme sahiptir. Ebeveynler, eğitimciler, akranlar ve klinisyenler, ergenin kendini anlama ve uyum stratejilerine katkıda bulunur. Akran destek grupları, mentorluk ve çevrimiçi topluluklar, onay ve rehberlik sağlayarak izolasyon duygularını azaltır. Aile katılımı, başa çıkma stratejilerinin, çevresel düzenlemelerin ve duygusal desteğin sürekli olarak pekiştirilmesini sağlar. Sosyal anlayış, profesyonel rehberlik ve akran onayının birleşimi, ergenin maskeli hayatta kalma durumundan dünyayla daha gerçekçi bir etkileşime geçişini kolaylaştırır.

Ergenlik aynı zamanda kendini keşfetme fırsatları da sunar. Geç tanı alan birçok ergen, daha önce maskeleme veya uyum sağlama çabalarıyla gölgede kalmış benzersiz güçlü yönlerini, ilgi alanlarını ve yeteneklerini keşfeder. Odaklanmış ilgi alanları, analitik beceriler, yaratıcılık ve dayanıklılık, özgüven ve kimlik kaynakları olarak ortaya çıkar. Bu güçlü yönler, fark edilip beslendiğinde, duygusal refaha, öz yeterliliğe ve uyumsal işlevselliğe katkıda bulunur. Geç tanı, zorlu olsa da, ergenlerin nörogelişimsel profillerini tutarlı bir benlik anlayışıyla bütünleştirmeleri ve eğitim, ilişkiler ve kariyer yollarındaki gelecekteki seçimlerine rehberlik etmeleri için bir çerçeve sağlar.

Sonuç olarak, ergenlik dönemindeki ortaya çıkış, otizm özelliklerinin ergenlik, sosyal talepler ve akademik karmaşıklığın birleşik baskıları altında inkâr edilemez hale geldiği karmaşık ve çok yönlü bir süreçtir. Birçok kişi için geç teşhis, rahatlama, onaylanma ve daha önce erişilemeyen desteklere erişim sağlarken, aynı zamanda yıllarca fark edilmeyen farklılıkların yasını da tetikler. Sosyal, akademik, duygusal ve ailevi faktörler, anlayışta bir dönüm noktası yaratmak üzere bir araya gelerek, uyum becerilerini, ruh sağlığını ve öz farkındalığı destekleyen müdahalelere yol açar. Ergenleri bu ortaya çıkış sürecinde tanımak ve desteklemek, dayanıklılığı teşvik etmek, stresi azaltmak ve nörogelişimsel farklılıkların anlaşılmasını, onaylanmasını ve ele alınmasını sağlamak için kritik öneme sahiptir.

Bölüm 14 – Geç Tanıda Genetik ve Biyolojik Farklılıklar

Otizm karmaşık bir nörogelişimsel durumdur ve ortaya çıkışı genetik, biyoloji ve çevrenin karmaşık etkileşiminden etkilenir. Erken teşhis konan bireyler genellikle bebeklik döneminden itibaren tanınabilen örüntüler sergilerken, giderek artan sayıda araştırma, daha sonra (genellikle geç çocukluk veya ergenlik döneminde) teşhis konanların farklı genetik ve biyolojik profillere sahip olabileceğini vurgulamaktadır. Bu farklılıklar yalnızca akademik değildir; belirli özelliklerin neden daha sonra ortaya çıktığını, çocuklukta maskeleme ve incelikli adaptasyonun neden mümkün olduğunu ve geç teşhis konan bireylerin DEHB, depresyon veya TSSB gibi eşzamanlı ruh sağlığı sorunları açısından neden daha yüksek risk altında olabileceğini açıklamaya yardımcı olur.

Genetik otizmde temel bir rol oynar, ancak tüm otistik bireyler aynı genetik belirteçleri veya duyarlılıkları paylaşmaz. Genom çapında ilişki analizleri de dahil olmak üzere geniş çaplı çalışmalar, otizmin oldukça kalıtımsal olduğunu, ancak genetik korelasyonun spesifik örüntülerinin teşhis zamanına bağlı olarak değiştiğini ortaya koymuştur. Erken çocukluk döneminde teşhis konulan bireyler genellikle temel sosyal iletişim eksiklikleri ve tekrarlayan davranışlarla ilişkili genetik imzalar sergilerken, geç teşhis konulan bireyler dikkat düzenleme, duygudurum bozuklukları ve stres tepkisiyle kesişen daha geniş bir genetik bağlantı kümesi gösterir. Bu farklılıklar inceliklidir ve dikkatli bir yorum gerektirir, ancak özelliklerin neden ergenliğe veya daha sonrasına kadar fark edilmeden kalabileceğine dair kritik bir içgörü sağlarlar.

Geç teşhis edilen otizmin biyolojik temelleri, genetiğin ötesine, beyin yapısı ve bağlantılarındaki nörogelişimsel farklılıklara kadar uzanır. Görüntüleme çalışmaları, duygusal düzenleme, sosyal biliş ve yönetici işlevler için kritik öneme sahip prefrontal korteks, amigdala ve serebellum gibi bölgelerdeki farklılıkları ortaya koymaktadır. Geç teşhis edilen birçok ergende, bu bölgeler erken çocukluk döneminde telafi edici işlevleri destekleyerek etkili maskeleme ve adaptasyona olanak tanıyabilir. Ancak zamanla, karmaşık sosyal etkileşimlerin, akademik beklentilerin ve ergenlik dönemindeki hormonal değişikliklerin kümülatif talepleri, bu telafi edici ağları zorlayabilir ve değerlendirmeyi tetikleyen belirgin farklılıklara yol açabilir.

Eş zamanlı durumlar, geç teşhis edilen otizmi daha da farklılaştırır. DEHB, dikkat, dürtü kontrolü ve yönetici işlevleri etkileyen yaygın bir komorbiditedir. Geç teşhis edilen otizm ve DEHB arasındaki genetik örtüşme, nörogelişimsel süreçleri etkileyen ortak duyarlılık genlerine işaret eder. Bu örtüşen özellikler, çocukluk çağındaki otizm fenotipini belirsizleştirebilir: hiperaktivite, dikkat dağınıklığı veya dürtüsel davranışlar dikkat çekerken, sosyal farklılıklar belirsiz kalır. Çocuklar olgunlaştıkça ve maskeleme daha az uygulanabilir hale geldikçe, otizm ve DEHB özelliklerinin birleşik etkileri daha belirgin hale gelir ve genellikle kapsamlı bir değerlendirme için yönlendirmeyi gerektirir.

Depresyon ve anksiyete gibi duygudurum bozuklukları da geç teşhis edilen bireylerde daha yaygındır. Genetik korelasyonlar, geç teşhis edilen otizmle bağlantılı birçok genin aynı zamanda duygudurum düzenleme yollarıyla da kesiştiğini göstermektedir.

Bu genler, nörotransmitter sistemlerini, stres tepkisini ve duygusal işlemeyi etkileyerek semptomları içselleştirmeye biyolojik bir yatkınlık yaratır. Yıllarca farklılıklarını gizleyen veya sosyal ve akademik baskılara uyum sağlamakta zorlanan ergenler, depresif dönemleri veya anksiyete bozukluklarını tetikleyen kümülatif stres yaşayabilirler. Bu biyolojik kesişimleri anlamak, klinisyenlerin ve bakım verenlerin ruh sağlığı ihtiyaçlarını öngörmelerine ve hem otizm özelliklerini hem de duygusal refahı ele alan destekleri entegre etmelerine olanak tanır.

Stres tepki mekanizmaları, geç teşhis edilen otizmin bir diğer önemli yönüdür. Kortizol ve diğer stres hormonlarını düzenleyen hipotalamus-hipofiz-adrenal (HPA) ekseni, geç ortaya çıkan özelliklere sahip bireylerde farklı işlev görebilir. Stres yollarındaki ince düzensizlikler, sosyal veya çevresel zorluklara karşı duyarlılığı artırabilir ve maskelemeyi zamanla giderek daha zorlu hale getirebilir. Bir çocuk erken sosyal beklentileri karşılamış olsa da, ergenlik dönemi stres devrelerini daha önce denenmemiş şekillerde harekete geçiren yeni baskılar getirir. Strese karşı biyolojik duyarlılık, maskelemenin duygusal sonuçlarını şiddetlendirerek kaygıya, duygusal yorgunluğa ve psikosomatik semptomlara katkıda bulunur ve kişiye özel desteğe olan ihtiyacı pekiştirir.

Genetik çalışmalar, geç teşhis edilen otizmin heterojenliğini de vurgulamaktadır. Birden fazla genetik varyantın kümülatif etkisini tahmin eden poligenik risk puanları, erken ve geç teşhis edilen popülasyonlar arasında farklılık göstermektedir.

Geç teşhis konan bireylerde genellikle PTSD, kendine zarar verme eğilimleri ve travma duyarlılığı gibi durumlarla daha yüksek poligenik örtüşme görülür. Bu durum, yalnızca doğuştan gelen nörogelişimsel özelliklerin değil, olumsuz deneyimler de dahil olmak üzere çevresel etkileşimlerin de otizm özelliklerinin ortaya çıkışında önemli bir rol oynadığını göstermektedir. Genetik yatkınlık ve çevresel tetikleyiciler arasındaki etkileşim, bazı bireylerin davranışlarında ufak farklılıklar göstermelerine rağmen neden yıllarca teşhis konulmadan kaldıklarını açıklamaktadır.

Epigenetik mekanizmalar, geç teşhis edilen otizmin biyolojisini daha da aydınlatmaktadır. Gen ifadesi sabit değildir; doğum öncesi stres, beslenme ve erken yaşam deneyimleri gibi çevresel faktörler tarafından düzenlenebilir. Bazı geç teşhis edilen ergenlerde, erken uyum yeteneği ortaya çıkan özellikleri maskelemiş olabilir; ancak çevresel baskılar, hormonal değişiklikler ve kümülatif stres, gen ifadesi kalıplarını değiştirerek sosyal, duygusal ve bilişsel farklılıkları artırabilir. Bu biyolojik değişimler, çocuklukta uyumsal olarak işlev gören bir bireyin ergenlik döneminde belirgin zorluklar göstermeye başlamasının ve resmi tanı konulmasına yol açmasının nedenini açıklamaya yardımcı olur.

Biyoloji ve çevre arasındaki etkileşim, duyusal hassasiyetlerin ortaya çıkmasında özellikle belirgindir. Geç tanı konmuş birçok birey, ışığa, sese, dokuya veya diğer duyusal girdilere karşı aşırı duyarlılık yaşar, ancak bu farklılıklar erken çocukluk döneminde dikkat çekecek kadar rahatsız edici olmayabilir.

Nörobiyolojik çalışmalar, duyusal uyaranların algılanmasını ve bütünleşmesini etkileyen kortikal ve subkortikal bölgeler de dahil olmak üzere duyusal işleme ağlarındaki farklılıkları ortaya koymaktadır. Zamanla, çevresel karmaşıklık arttıkça, duyusal farklılıklar daha belirgin hale gelerek yorgunluk, sinirlilik ve sosyal geri çekilmeye katkıda bulunmaktadır. Biyolojik kökenli bu deneyimler, otistik özellikleri daha da açığa çıkarmakta ve duyusal bilgiye dayalı müdahalelere olan ihtiyacı desteklemektedir.

Geç teşhis edilen otizmi ruh sağlığı sorunlarıyla ilişkilendiren biyolojik yollar çok yönlüdür. Serotonin, dopamin ve GABA gibi nörotransmitter sistemleri hem otizm özelliklerinde hem de ruh hali düzenlemesinde rol oynar. Bu sistemlerdeki farklılıklar, duygusal tepkiselliği, ödül işlemeyi ve bilişsel esnekliği etkileyerek, geç teşhis konulan bireylerin sosyal zorluklara nasıl tepki verdiğini şekillendirir. Örneğin, sosyal zorluklarını yıllarca başarıyla maskelemiş bir genç, sosyal talepler başa çıkma kapasitesini aştığında artan anksiyete veya depresif semptomlar yaşayabilir. Biyolojik yatkınlıklar, yaşanmış deneyimlerle kesişerek kapsamlı değerlendirme ve kişiye özel desteğin önemini vurgular.

Ergenlik dönemindeki hormonal değişiklikler, genetik ve nörogelişimsel farklılıklarla da kesişir. Ergenlik, duygusal düzenlemeyi, bilişi ve sosyal davranışı etkileyen östrojen, testosteron ve diğer endokrin faktörlerde dalgalanmalara yol açar. Geç teşhis konan bireylerde, bu hormonal değişimler daha önce telafi edilmiş özellikleri açığa çıkarabilir, duygusal hassasiyeti artırabilir veya eş zamanlı ruh hali veya dikkat bozukluklarını şiddetlendirebilir.

Ergenliğin biyolojik bağlamını anlamak, ergenlik döneminin ortaya çıkışını yorumlamak ve hem nörogelişimsel hem de hormonal etkileri barındıran destekler tasarlamak için önemlidir.

Uyku düzenlemesi, genetik ve biyolojik farklılıklardan etkilenen bir diğer unsurdur. Geç teşhis konan bireylerde yaygın olan bozulmuş sirkadiyen ritimler, duygusal ve bilişsel zorlukları şiddetlendirebilir. Uyku bozuklukları yorgunluğu artırır, sosyal ve akademik taleplere karşı toleransı azaltır ve anksiyete ve depresyona karşı duyarlılığı artırır. Sirkadiyen genlerdeki genetik çeşitlilik, bu örüntülere katkıda bulunabilir ve geç teşhis konan otizmi, günlük işlevselliği ve ruh sağlığı sonuçlarını etkileyen daha geniş nörobiyolojik farklılıklarla ilişkilendirebilir.

Geç teşhis edilen otizmde farklı genetik ve biyolojik profillerin varlığının kabul edilmesi, müdahale açısından pratik sonuçlar doğurmaktadır. Klinisyenler, geç teşhisin otizm özelliklerinin eksikliğini değil, biyoloji, çevre ve telafi edici stratejilerin etkileşimini yansıttığını giderek daha fazla takdir etmektedir. Müdahaleler, birlikte görülen durumları, stres duyarlılığını, yönetici işlev zorluklarını ve temel sosyal iletişim farklılıklarını da hesaba katmalıdır. Kaygı, dikkat düzenleme ve duygudurum bozuklukları için terapiyi otizme özgü desteklerle bütünleştiren yaklaşımlar, geç ortaya çıkan özelliklerin altında yatan karmaşık biyolojiyi yansıtarak en etkili yaklaşımlardır.

Vaka örnekleri bu biyolojik yolları göstermektedir. Çocukluk döneminde sosyal zorlukları hafif olan bir ergen, ortaokul döneminde ciddi kaygı ve dikkat sorunları yaşamıştır.

Genetik testler, DEHB ve depresyon için poligenik risk örtüşmeleri ortaya koydu ve bu durum, gözlemlenen eşzamanlı özelliklerle tutarlıydı. Nörogörüntüleme, prefrontal ve limbik bağlantıdaki farklılıkları tespit ederek, sosyal stres altında duygusal düzenlemedeki zorlukları açıkladı. Hedefli müdahaleler, hem temel otizm özelliklerini hem de eşzamanlı durumları ele alarak akademik performansta, sosyal özgüvende ve ruh sağlığı istikrarında iyileşme sağladı.

Başka bir vaka, daha önce yapılandırılmış rutinler ve dikkatli planlamalarla maskelenen belirgin duyusal hassasiyetlere ve yüksek stres tepkilerine sahip bir gençle ilgiliydi. Ergenlik dönemindeki hormonal değişiklikler duygusal tepkileri yoğunlaştırmış ve tanıyı tetikleyen sosyal ve duygusal farklılıkları ortaya çıkarmıştı. Müdahale stratejileri, duyusal destekleri, anksiyete için bilişsel-davranışçı terapiyi ve sosyal durumlar için beceri eğitimini içererek biyolojik anlayışın pratik desteğe entegre edilmesini vurgulamıştır. Bu örnekler, geç tanının genellikle teşhis veya bakım eksikliğinden ziyade genetik yatkınlık, nörogelişimsel adaptasyon ve çevresel bağlam arasındaki etkileşimin bir yansıması olduğunu vurgulamaktadır.

Sonuç olarak, geç teşhis edilen otizm, onu erken teşhis edilenlerden ayıran belirgin genetik ve biyolojik özelliklerle karakterizedir. Poligenik risk kalıpları, nörogelişimsel bağlantı, nörotransmitter işlevi, hormonal etkiler ve stres düzenlemesi, özelliklerin çocuklukta belirsiz kalabildiği ancak ergenlik döneminde artan sosyal, akademik ve duygusal baskılar altında ortaya çıktığı bir profile katkıda bulunur.

DEHB, depresyon ve TSSB gibi birlikte görülen durumlar daha yaygındır ve ortak genetik ve biyolojik süreçleri yansıtır. Bu farklılıkların farkına varmak, doğru tanı, zamanında müdahale ve hem nörogelişimsel özellikleri hem de ruh sağlığı sonuçlarını ele alan kişiye özel destek için kritik öneme sahiptir. Geç teşhis edilen otizmin biyolojisini anlamak, anlatıyı gözden kaçan tespitten karmaşık gelişimsel süreçlerin değerlendirilmesine doğru yeniden çerçeveler ve ayrıntılı gözlem, kapsamlı değerlendirme ve biyolojik, psikolojik ve sosyal hususları bütünleştiren müdahalelere olan ihtiyacı vurgular.

Bölüm 15 – Geç Tanılı Otizmde Ruh Sağlığı Riskleri

Geç teşhis edilen otizm, genellikle derin ruh sağlığı sorunlarına yol açabilen sessiz bir stres, kaygı ve duygusal gerginlik birikimiyle birlikte gelir. Kritik gelişim yıllarında hedefli müdahalelerden ve yapılandırılmış desteklerden faydalanmış olabilecek erken teşhis konulanların aksine, geç çocukluk veya ergenlik döneminde teşhis konulan bireyler sıklıkla yıllarca süren yanlış anlaşılmalar, maskelemeler ve karşılanmamış ihtiyaçlarla mücadele ederler. Bu uzun süreli mücadele, depresyon, kendine zarar verme ve hatta intihar düşünceleri için verimli bir zemin oluşturabilir ve zamanında teşhisin hayati önemini vurgular.

Kişinin kendi nörogelişimsel farklılıklarını anlamadan hayatta yol alması, duygusal yükü oldukça ağırdır. Ergenler ve genç yetişkinler genellikle akranlarından temelde farklı hissettiklerini, aileleri tarafından yanlış anlaşıldıklarını ve sosyal veya akademik ortamlarda görünmez olduklarını bildirirler. Bu içsel deneyimler, tekrarlayan başarısızlık veya sosyal dışlanma deneyimleriyle daha da kötüleşir. Yıllarca otistik özelliklerini gizleyerek geçiren bir genç, dış görünüşünü korumak için gereken bilişsel ve duygusal çabanın yorucu hale geldiğini görebilir. Bu tükenmişlik genellikle başkaları tarafından fark edilmez, ancak içsel olarak yaygın bir yetersizlik ve umutsuzluk hissine katkıda bulunur.

Depresyon, geç teşhis edilen otizmde en sık görülen ruh sağlığı sorunlarından biridir. Belirtiler arasında genellikle kalıcı üzüntü, düşük motivasyon, daha önce keyif alınan aktivitelere karşı ilginin azalması ve umutsuzluk hissi yer alır.

Çoğu durumda depresyon, nörodiverjan bireyler için tasarlanmamış ortamlara uyum sağlamak için harcanan yılların kümülatif bir sonucu olarak ortaya çıkar. Sosyal beklentileri karşılayamama, akademik baskılar ve maske takmanın stresiyle birleşince, dayanıklılık giderek azalır. Ergenler eleştiriyi içselleştirebilir ve kişisel eksikliklerden ziyade nörogelişimsel farklılıklardan kaynaklanan zorluklar için kendilerini suçlayabilirler.

Kendine zarar verme ve intihar düşünceleri, daha sonra teşhis konan kişiler için daha yüksek risklerdir. Araştırmalar, otizmi gelişim yıllarında fark edilmeyen bireylerin, özellikle de eş zamanlı anksiyete veya depresyon mevcutsa, bu sonuçlara karşı daha savunmasız olduğunu göstermektedir. Akranlar, öğretmenler ve hatta aile üyeleri tarafından yeterince anlaşılmamak, yoğun bir izolasyon duygusuna yol açarak, bireyin temelde "farklı" veya "bozuk" olduğu fikrini pekiştirebilir. Bazıları için kendine zarar verme, bir başa çıkma mekanizması, bunaltıcı duygusal sıkıntı için fiziksel bir çıkış yolu veya kontrol duygusunu yeniden kazanma yöntemi haline gelir.

Sosyal ortam, geç teşhis konmuş bireylerin ruh sağlığı risklerinde kritik bir rol oynar. Ergenler akran geri bildirimlerine özellikle duyarlıdır ve tekrarlayan sosyal başarısızlık, dışlanma veya zorbalık deneyimleri duygusal sıkıntıyı daha da kötüleştirebilir. Yıllardır maskeli olan bir genç, akran talepleri çok karmaşık veya bunaltıcı hale geldiğinde sosyal performansında ani bir düşüş yaşayabilir. Arkadaşları, geri çekilmeyi, sinirliliği veya kaba tepkileri kişisel reddedilme olarak algılayabilir ve bu da izolasyon hissini derinleştirebilir. Zamanla, bu deneyimler sosyal başarısızlığın düşük öz saygıyı, depresif belirtileri ve yabancılaşma duygularını pekiştirdiği bir geri bildirim döngüsü yaratır.

Geç teşhis konan bireylerde kaygı neredeyse evrenseldir. Yeterli destek olmadan sosyal ve akademik zorluklarla başa çıkmaktan kaynaklanan kronik stres, artan dikkat, endişe ve duygusal tepkiye katkıda bulunur. Kaygı genellikle depresyonla birlikte devam ederek etkisini artırır. Bazı durumlarda kaygı, baş ağrısı, karın ağrısı veya uyku bozuklukları gibi fiziksel semptomlarla kendini göstererek işlevselliği daha da bozar. Ergenler, sosyal veya bilişsel stresi tetikleyen aktivitelerden kaçınarak kaçınma davranışları geliştirebilir ve bu da izolasyon ve yetersizlik duygularını artırabilir.

Gerçek dünya vaka çalışmaları, gecikmiş teşhisin kümülatif etkisini göstermektedir. Bir ergen, yapılandırılmış akademik görevlerde yıllarca başarılı olmuş ancak grup projelerinde ve sosyal aktivitelerde zorluk çekmiştir. Öğretmenler içe kapanmayı tembellik olarak yorumlarken, akranları genci "tuhaf" veya "utangaç" olarak nitelendirmiştir. On dört yaşında resmi bir değerlendirme yapıldığında, kronik yorgunluk, sinirlilik ve kendini izole etme gibi depresyon belirtileri ortaya çıkmıştır. Sonunda otizm teşhisi rahatlama ve onay sağlayarak, bireyin ve ailenin sosyal ve duygusal zorlukların kökenlerini anlamasına yardımcı olmuştur. Kaygı ve depresyon terapisi, duyusal hassasiyetler için düzenlemeler ve sosyal beceri eğitimi gibi hedefli destekler uygulanmış ve duygusal iyilik hali önemli ölçüde iyileştirilmiştir.

Bir diğer vaka ise, erken çocukluk döneminden beri gizli farklılıkları olan bir gençle ilgiliydi. Duyusal hassasiyetler, dar ilgi alanlarına yoğun odaklanma ve duygusal karşılıklılık sorunları, otizm belirtilerinden ziyade tuhaflıklar olarak yorumlanmıştı.

Ergenlik döneminde, sosyal dışlanma ve zorbalık, duygusal sıkıntıyı artırarak sık sık kendine zarar verme ve intihar düşüncelerine yol açmıştı. On altı yaşında konulan nihai teşhis, anlatıyı kişisel başarısızlıktan nörogelişimsel farklılığa doğru yeniden çerçeveleyerek, ruh sağlığı desteğine ve otizme özgü müdahalelere erişimi mümkün kıldı. Maskelemenin kademeli olarak azaltılması, terapi ve akran desteğiyle birlikte, öz denetim ve duygusal istikrar duygusunun yeniden kazanılmasına yardımcı oldu.

Eşzamanlı durumların kesişimi, ruh sağlığı risklerini artırır. Geç teşhis konan bireylerde yaygın olan DEHB, başarısızlık veya sosyal zorluk duygularını şiddetlendirebilir. Dürtüsellik, dikkat dağınıklığı veya hiperaktivite, okulda veya evde tekrarlanan olumsuz geri bildirimlere yol açarak öz eleştiriyi pekiştirmiş olabilir. Benzer şekilde, depresyon veya anksiyeteye genetik olarak yatkın bireyler, otizmleri fark edilmediğinde yoğun duygusal sonuçlar yaşayabilirler. Eşzamanlı durumlar ve uzun süreli maskelemenin birleşik etkisi, benzersiz bir hassasiyet profili oluşturarak kapsamlı değerlendirme ve bütünleşik tedavi yaklaşımlarına olan ihtiyacı vurgular.

Teşhisi sıklıkla geciktiren maskeleme ve kamuflajın ruh sağlığıyla paradoksal bir ilişkisi vardır. Maskeleme, sosyal ve akademik bağlamlarda işlevselliği mümkün kılsa da, önemli duygusal bedelleri vardır. Nörotipik davranışları taklit etmek için gereken sürekli çaba, kronik yorgunluğa, duygusal tükenmişliğe ve öz yeterliliğin azalmasına yol açabilir.

Geç tanı konulan ergenler, farklılıklarını gizleme çabasının yoğun içsel strese, kaygıya ve yabancılaşma duygularına yol açtığını, bunun da depresif semptomlar veya kendine zarar verme şeklinde ortaya çıkabileceğini bildirmektedir.

Sonuçta konulan tanı doğrulama sağlar, ancak daha önce biriken stres, mümkün olduğunda erken tanının önemini vurgular.

Aile dinamikleri, geç teşhisli otizmde ruh sağlığı sonuçlarını etkiler. Deneyimleri doğrulayan, anlayış gösteren ve aktif olarak müdahale arayan destekleyici aileler, depresyon ve kendine zarar verme risklerini azaltabilir. Tersine, farklılıkları kasıtlı bir kötü davranış veya çaba eksikliği olarak yorumlayan aileler, farkında olmadan sıkıntıyı artırabilir. Evde desteklenmediğini veya yanlış anlaşıldığını hisseden ergenlerin zorlukları içselleştirme olasılığı daha yüksektir ve bu da kronik duygusal gerginliğe katkıda bulunur. Geç teşhisli bireylerin karşılaştığı benzersiz zorluklar hakkında bakım verenlere eğitim vermek, ruh sağlığı risklerini azaltan koruyucu faktörleri teşvik etmek için çok önemlidir.

Okullar, ruh sağlığı risklerini hem şiddetlendirmede hem de azaltmada önemli bir rol oynar. Yeterli düzenlemeler olmadan sosyal veya akademik olarak zorluk çeken ergenler genellikle tekrarlayan başarısızlık, sosyal dışlanma ve damgalanma yaşarlar. Öğretmenlerden ve akranlardan anlayış eksikliği, yetersizlik ve izolasyon duygularını pekiştirebilir. Buna karşılık, bireyselleştirilmiş destek, farkındalık programları ve ruh sağlığı kaynakları sağlayan okullar, duygusal sıkıntıya karşı tampon görevi görür. Yapılandırılmış düzenlemelerin, sosyal beceri koçluğunun ve akran rehberliğinin uygulanması, depresyona veya kendine zarar vermeye katkıda bulunan stres faktörlerinin yoğunluğunu azaltabilir.

Kültürel bağlam, geç teşhis konmuş bireylerin ruh sağlığı seyrini de şekillendirir. Nöroçeşitliliğin damgalandığı veya yanlış anlaşıldığı toplumlarda, ergenler uyum sağlama konusunda artan baskıyla karşı karşıya kalabilir, bu da artan maskeleme davranışı ve içselleştirilmiş öz eleştiriye yol açabilir. Akademik performans, sosyal yeterlilik ve cinsiyet normlarıyla ilgili kültürel beklentiler stresi artırarak ruh sağlığı sorunlarına katkıda bulunabilir. Bu toplumsal faktörlerin farkına varılması, klinisyenler ve bakım verenler için hem kişisel hem de bağlamsal etkileri hesaba katan müdahaleler tasarlamada kritik öneme sahiptir.

Ruh sağlığı hizmetlerine erişim, sonuçların önemli bir belirleyicisidir. Terapi, danışmanlık veya otizme özgü müdahalelere erişimde engeller yaşayan ergenler, kronik depresyon, anksiyete ve kendine zarar verme davranışlarına karşı daha savunmasızdır. Gecikmiş tanı genellikle erken destek fırsatlarının kaçırılmasıyla çakışır ve bu da kırılganlığı artırır. Öte yandan, bilişsel-davranışçı terapi, sosyal beceri eğitimi ve eş zamanlı rahatsızlıklar için destek de dahil olmak üzere entegre ruh sağlığı hizmetlerine zamanında erişimin riski azalttığı ve uzun vadeli sonuçları iyileştirdiği gösterilmiştir. Bu nedenle, geç teşhis edilen otizmin artan ruh sağlığı risklerinin ele alınmasında farkındalık, savunuculuk ve sistemik destek hayati önem taşır.

Akran destek ağları koruyucu bir rol oynayabilir. Benzer deneyimleri paylaşan diğer ergenlerle bağlantı kuran ergenler, genellikle izolasyon duygularının azaldığını ve mücadelelerinin onaylandığını hissederler. Çevrimiçi topluluklar, yerel destek grupları veya akran mentorluk programları, sosyal etkileşim, tavsiye ve duygusal destek fırsatları sunar.

Bu tür ağlar, depresyona karşı tampon görevi görebilir, başa çıkma becerilerini geliştirebilir ve sosyal ve akademik zorluklarla başa çıkmak için uyarlanabilir stratejileri teşvik edebilir. Akran onayı ve profesyonel müdahalenin birleşimi, gecikmiş tanı ile ilişkili kümülatif duygusal yükü hafifletmede özellikle etkilidir.

Ergenlik döneminde kimlik oluşumu, geç teşhis edilen otizmde ruh sağlığıyla derinden iç içedir. Yıllarca kimliklerini gizleyerek yaşayan gençler, öz-kavram, özsaygı ve kabullenme konusunda zorluk çekebilirler. Nihai teşhis genellikle kimliğin yeniden değerlendirilmesini hızlandırır ve ergenin yıllardır yaşadığı farklılığı tutarlı bir öz-anlayışla uzlaştırmasına yardımcı olur. İlk duygusal tepkiler arasında erken müdahale için kaybedilen fırsatlar nedeniyle duyulan üzüntü yer alsa da, yeni kazanılan netlik, dayanıklılık, öz-savunuculuk ve sosyal ve akademik taleplere stratejik uyum için bir temel sağlar. Nörodiverjan kimliğin öz-algıya entegrasyonu, depresyon ve kendine zarar verme riskini azaltmada önemli bir faktördür.

Vaka çalışmaları, ruh sağlığı sonuçlarının yelpazesini göstermektedir. On beş yaşında teşhis konulan genç bir yetişkin, şiddetli sosyal anksiyete, depresif ataklar ve birden fazla kendine zarar verme olayıyla mücadele etmişti. Terapiye, aile desteğine ve otizm odaklı müdahalelere erişim, duygusal düzenlemeyi, sosyal işlevselliği ve öz saygıyı kademeli olarak iyileştirdi. On yedi yaşında teşhis konulan bir başka birey ise kronik düşük ruh hali ve kimlik karmaşası yaşıyor, ancak kendine zarar verme davranışında bulunmamıştı.

Tanı sonrası müdahaleler, deneyimleri yeniden çerçevelemeye, hedefli destekler sağlamaya ve akran bağlantılarını güçlendirmeye odaklanarak, dayanıklılığın ve ruh sağlığının iyileştirilmesini sağlar. Bu örnekler, ruh sağlığı riskleri artmış olsa da, uygun müdahalelerin anlamlı bir iyileşme ve esenliğe yol açabileceğini vurgulamaktadır.

Sonuç olarak, geç teşhis edilen otizm, depresyon, kendine zarar verme ve intihar düşünceleri dahil olmak üzere ruh sağlığı sorunları açısından yüksek riskler taşır. Tanınmayan nörogelişimsel farklılıkların, yıllarca süren maskelemenin, sosyal dışlanmanın, akademik baskının ve birlikte görülen durumların birikmesi karmaşık bir kırılganlık ortamı yaratır. Resmi teşhis yoluyla tanınma, rahatlama, doğrulama ve desteklere erişim sağlar, ancak önceki yılların kümülatif stresini ortadan kaldıramaz. Erken farkındalık, aile katılımı, okul düzenlemeleri, akran desteği ve ruh sağlığı hizmetlerine erişim, riskleri azaltmak ve dayanıklılığı artırmak için kritik öneme sahiptir. Geç teşhis edilen ergenlerin ruh sağlığı seyrini anlamak, zamanında tanınmanın, kapsamlı müdahalenin ve hem otizm özelliklerini hem de duygusal refahı doğrulayan ve ele alan destekleyici bir ortamın önemini vurgular.

Bölüm 16 – Spektrum Genelinde Kaygı

Kaygı, otizm spektrumundaki birçok birey için yaygın bir eşlikçi olup günlük deneyimleri, sosyal etkileşimleri ve genel yaşam kalitesini şekillendirir. Otizmde en sık görülen birlikte görülen durumlardan biridir ve hem erken teşhis konulan çocukları hem de teşhisi ileri yaşlarda konulan çocukları etkiler. Ancak kaygının ortaya çıkış şekli, etkilerinin yoğunluğu ve altta yatan nörobiyolojik mekanizmalar, teşhis zamanına, maskeleme derecesine ve bireyin çevresel bağlamına bağlı olarak farklılık gösterir. Kaygıyı spektrumun her noktasında anlamak, ruh sağlığını desteklemek, uyum stratejilerini geliştirmek ve otizme sıklıkla eşlik eden stres yükünü azaltmak için önemlidir.

Nörobiyolojik açıdan bakıldığında, otistik beyinler algılanan tehditlere, belirsizliğe ve sosyal ipuçlarına farklı tepkiler verecek şekilde yapılandırılmıştır. Araştırmalar, korku ve duygusal uyaranların işlenmesinde kritik bir beyin bölgesi olan amigdalanın birçok otistik bireyde atipik aktivite gösterdiğini tutarlı bir şekilde göstermiştir. Erken teşhis konmuş çocuklarda amigdala hiperaktivasyonu küçük yaşlardan itibaren belirginleşebilir ve yeni deneyimlere, tanıdık olmayan yüzlere veya duyusal uyaranlara karşı artan hassasiyete katkıda bulunabilir. Bu erken başlangıçlı anksiyete genellikle daha belirgin sosyal veya iletişimsel farklılıklarla birlikte bulunur ve bu da erken müdahale yoluyla tespit edilip ele alınmasını kolaylaştırır.

Geç tanı konulan bireylerde kaygı, çoğunlukla otistik özellikleri gizleyen başa çıkma stratejileriyle maskelenerek zamanla birikir.

Bu bireyler, nörotipik davranışları taklit ederek, sosyal ipuçlarını izleyerek ve strese karşı doğal tepkileri bastırarak yıllar geçirmiş olabilirler. Bu tür bir maskeleme için gereken bilişsel yük çok büyüktür ve kronik iç gerginliğe yol açabilir. Ergenlik döneminde, bu uyum stratejileri karmaşık sosyal etkileşimlerin, akademik baskıların ve hormonal değişikliklerin artan talepleri altında başarısız olmaya başlayabilir ve hem otistik özellikleri hem de kaygıyı açığa çıkarabilir. Sonuç genellikle ani bir iç sıkıntı dalgasıdır ve bazen panik ataklar, takıntılı endişe veya duygusal tükenmişlikle birlikte görülür.

Kaygının tezahürü, erken ve geç teşhis konmuş bireylerde farklılık gösterir. Erken teşhis edilen çocuklarda kaygı, davranışsal katılık, değişime yoğun tepkiler veya sosyal durumlardan kaçınma olarak ortaya çıkabilir. Bu çocuklar genellikle yapılandırılmış rutinlerden, öngörülebilir ortamlardan ve zamanla kaygının etkisini azaltabilen erken terapötik müdahalelerden faydalanır. Sıkıntının erken belirtilerini fark eden ebeveynler ve eğitimciler, maruz bırakma temelli müdahaleler, otizme uyarlanmış bilişsel-davranışçı terapi ve duyusal uyumlar dahil olmak üzere dayanıklılık oluşturmak için hedefli stratejiler uygulayabilirler. Buna karşılık, geç teşhis konmuş bireyler sıklıkla daha içsel, daha az görünür ve sosyal öz bilinçle iç içe geçmiş bir kaygı yaşarlar. Maskeleme ve uyum sağlama ile geçen yıllar, içselleştirilmiş strese karşı artan bir duyarlılık yaratır ve bu da sürekli endişeye, tekrarlayan düşüncelere ve gastrointestinal rahatsızlık, baş ağrısı veya uykusuzluk gibi somatik semptomlara yol açar.

Duyusal hassasiyetler, otizmde anksiyeteye önemli bir katkıda bulunur. Sese, ışığa, dokunmaya veya diğer duyusal girdilere karşı artan tepkiler, anında rahatsızlık, irkilme tepkileri veya uzun süreli stres tepkilerini tetikleyebilir. Erken teşhis konan çocuklarda, bu hassasiyetler genellikle açıkça ortaya çıkar ve gürültü önleyici kulaklıklar, görsel destekler veya öngörülebilir rutinler gibi erken düzenlemelere olanak tanır. Ancak geç teşhis konan bireyler, kendilerini çevresel tetikleyicilerden kısmen koruyan başa çıkma mekanizmaları geliştirmiş olabilirler. Zamanla, kronik duyusal stresin kümülatif etkisi, sosyal baskılar ve akademik beklentilerle birleşerek anksiyeteyi, işlevselliği etkileyecek seviyelere çıkarabilir. Duyusal ve duygusal zorlanmanın kademeli olarak artması, geç teşhis konan otizmde anksiyetenin neden daha az görünür ancak psikolojik olarak daha yorucu olabileceğini göstermektedir.

Bilişsel faktörler de anksiyete spektrumunun tamamında rol oynar. Otizmli bireyler genellikle ayrıntılara yoğun odaklanma, öngörülebilirliği tercih etme ve belirsizlikle başa çıkmada zorluk çekme gibi özellikler sergiler; bunların tümü kaygılı tepkileri artırabilir. Erken teşhis konmuş çocuklar, rutinlerde katılık veya aynı kalma konusunda ısrarcılık sergileyebilir; bu, hem bir başa çıkma mekanizması hem de kesintiye uğradığında bir stres kaynağı olabilir. Geç teşhis konmuş ergenler ve yetişkinler ise, sosyal performans, akran değerlendirmesi veya akademik sonuçlar hakkında aşırı endişelenerek beklentisel anksiyete yaşayabilirler. Bu artan beklentisel anksiyete, genellikle tekrarlayan sosyal başarısızlık veya yanlış anlama deneyimleriyle bağlantılıdır ve geçmiş deneyimlerin gelecekteki endişeleri pekiştirdiği bir geri bildirim döngüsü yaratır.

Kaygı ve sosyal dinamikler arasındaki etkileşim özellikle belirgindir. Sosyal kaygı hem erken hem de geç teşhis konmuş bireylerde yaygındır, ancak farklı şekillerde ortaya çıkma eğilimindedir. Erken teşhis konmuş çocuklar, göz temasından kaçınma, grup oyunlarına katılma isteksizliği veya sosyal ortamlarda gözle görülür sıkıntı yoluyla kaygı gösterebilirler. Müdahale, rol yapma, yapılandırılmış etkileşimler ve olumlu pekiştirme kullanarak sosyal güveni kademeli olarak oluşturmaya odaklanabilir. Buna karşılık, geç teşhis konmuş ergenler genellikle yıllarca içselleştirilmiş öz izleme ve maskeleme ile şekillenen daha karmaşık bir sosyal kaygı biçimi yaşarlar. Bu bireyler sosyal beklentilerin son derece farkında olabilir ve algılanan yargıya karşı oldukça hassas olabilirler; bu da kaçınma davranışlarına, aşırı tetikte olmaya ve duygusal tükenmeye yol açar. Sürekli öz izlemenin psikolojik yükü kaygıyı şiddetlendirebilir ve depresif semptomlara katkıda bulunabilir.

Aile ve bakım verenlerin tepkileri kaygı sonuçlarını önemli ölçüde etkiler. Sıkıntı deneyimlerini fark eden ve onaylayan destekleyici aileler, artan kaygıya karşı tampon görevi görebilirken, uyumu vurgulayan veya kaygılı davranışları meydan okuma olarak yorumlayan ortamlar duygusal gerilimi yoğunlaştırabilir. Erken teşhis konmuş çocuklar için tutarlı rutinler, net iletişim ve yapılandırılmış problem çözme stratejileri belirsizliği azaltır ve güven sağlar. Geç teşhis konmuş ergenler için ise aile eğitimi ve onayı aynı derecede önemlidir; uzun süredir devam eden kaygıyı bağlamlandırmaya yardımcı olur ve hem nörodiverjan özellikleri hem de ruh sağlığı ihtiyaçlarını dikkate alan başa çıkma stratejilerinin geliştirilmesini destekler.

Eğitim ortamları da benzer şekilde önemli bir rol oynar. Öngörülebilir sınıf yapıları, duyusal hassasiyetlerin farkındalığı ve yönetici işlev zorluklarına yönelik düzenlemeler, otistik öğrencilerde kaygı tetikleyicilerini azaltır. Erken müdahale programları genellikle kaygının yerleşik hale gelmesini önlemek için hedefli stratejiler içerirken, geç teşhis konmuş ergenler için okul tabanlı destek danışmanlık, değiştirilmiş akademik beklentiler ve sosyal beceri eğitimini içerebilir. Amaç, çevresel stres faktörlerini azaltmak, uyarlanabilir araçlar sağlamak ve kaygılı tepkilerin cezalandırılmak yerine anlaşıldığı bir ortam yaratmaktır.

Akran ilişkileri bir diğer önemli faktördür. Olumlu akran desteği, sosyal onay sağlayarak, başa çıkma stratejilerini modelleyerek ve aidiyet duygusunu güçlendirerek kaygıyı azaltabilir. Öte yandan, zorbalık veya dışlanma gibi olumsuz akran deneyimleri, özellikle yıllarca sosyal maskeleme deneyimi yaşamış ve geç teşhis konmuş bireylerde kaygıyı şiddetlendirebilir. Sosyal reddedilme, akran karşılaştırması ve öz farkındalığın kümülatif etkisi, kırılganlığı artırarak kapsayıcı ortamların, mentorluğun ve nöroçeşitlilik konusunda akran eğitiminin önemini vurgular.

Biyolojik faktörler, kaygı süreçlerini şekillendirmek için yaşanmış deneyimlerle kesişir. Stres tepkisini yöneten hipotalamus-hipofiz-adrenal (HPA) ekseninin düzensizliği otizmde yaygındır ve çevresel stres faktörlerine karşı duyarlılığı artırabilir.

Serotonin ve GABA dahil nörotransmitter sistemleri de anksiyete seviyelerini etkileyerek duygusal düzenlemeyi ve bilişsel esnekliği etkiler. Erken müdahale, davranışsal stratejiler aracılığıyla adaptif başa çıkmayı destekleyebilir, ancak geç teşhis konan bireyler, yıllarca süren maskeleme ve çevresel adaptasyonla ilişkili kronik stres ve fizyolojik uyarılmayla başa çıkmak için daha yoğun desteğe ihtiyaç duyabilirler.

Vaka çalışmaları bu dinamikleri aydınlatmaktadır. Üç yaşında teşhis konulan bir çocuk, geçişler, yüksek sesler ve yeni sosyal durumlar karşısında belirgin bir kaygı sergilemiştir. Müdahale, öngörülebilir rutinler, zorlu durumlarla kademeli olarak karşılaşma ve destekleyici terapiyi içermiş ve bu da başa çıkma becerilerinde istikrarlı bir iyileşme ve kaygı semptomlarında azalma ile sonuçlanmıştır. On altı yaşında teşhis konulan bir başka ergen ise yıllarca sosyal farklılıkları maskelemekle uğraşmış ve bu da ruminasyon, uykusuzluk ve gastrointestinal sıkıntı olarak kendini gösteren kalıcı bir içsel kaygıya yol açmıştır. Teşhis sonrası müdahaleler arasında bilişsel-davranışçı terapi, duyusal destekler ve kaygı hakkında psikoeğitim yer almış ve bu da duygusal düzenleme ve günlük işlevsellikte ölçülebilir iyileşmelere yol açmıştır. Bu vakalar, kaygının ortaya çıkışının teşhis yaşına ve bireysel geçmişe göre değişebileceğini, ancak hedefli desteklerin sonuçları önemli ölçüde iyileştirebileceğini göstermektedir.

Maskeleme ve kamuflaj, kaygıyla yakından etkileşim halindedir. Sosyal beklentileri karşılamak için otistik özelliklerini gizleyen bireyler, temel kaygı düzeylerini yükselten bilişsel ve duygusal zorluklar yaşarlar.

Zamanla, sosyal ipuçlarını takip etme, doğal tepkileri bastırma ve dış görünüşü koruma çabaları yorucu hale gelir. Maskeleme sürdürülemez hale geldiğinde, kaygı genellikle daha belirgin bir şekilde ortaya çıkar ve panik ataklarına, artan sinirliliğe veya içe kapanmaya neden olur. Maskeleme ve kaygı arasındaki bağlantıyı fark etmek, hem semptom yönetimini hem de gereksiz bilişsel ve duygusal yükü azaltmayı önceliklendiren müdahalelere bilgi sağladığı için klinisyenler ve bakım verenler için çok önemlidir.

Cinsiyet farklılıkları da kaygı kalıplarını etkiler. Araştırmalar, spektrumdaki kadınların maskeleme olasılığının daha yüksek olduğunu, bu nedenle tanının gecikmesine neden olabileceğini ve aynı zamanda artan sosyal kaygı yaşadıklarını göstermektedir. Erken teşhis konan erkekler, saldırganlık veya hiperaktivite gibi kolayca fark edilebilen daha dışa dönük davranışlar sergileyebilirken, geç teşhis konan kadınlar genellikle sıkıntıyı içselleştirerek kaygıyı daha az görünür ama daha yaygın hale getirir. Bu cinsiyete dayalı kalıpları anlamak, doğru değerlendirme, hedefli destek ve uzun vadeli duygusal zorlukların önlenmesi için çok önemlidir.

Kültürel bağlam, kaygının algılanmasını ve etkisini de şekillendirir. Akademik başarı, sosyal yeterlilik ve duygusal ifadeyle ilgili toplumsal beklentiler, hem kaygının tanımlanmasını hem de sonuçlarını etkiler. Uyumu vurgulayan kültürlerde, otistik bireyler kendilerini daha katı bir şekilde maskeleme ihtiyacı hissedebilir ve bu da kronik stresi ve kaygıya karşı duyarlılığı artırabilir.

Öte yandan, nöroçeşitliliğe değer veren ve uyarlanabilir stratejiler sunan kültürel olarak destekleyici ortamlar kaygıyı azaltabilir ve dayanıklılığı artırabilir. Bu faktörlerin farkında olmak, farklı bağlamlarda otistik bireylere destek olmak isteyen aileler, eğitimciler ve klinisyenler için çok önemlidir.

Otizmde uyku bozuklukları anksiyete ile yakından ilişkilidir. Uykusuzluk, düzensiz uyku düzenleri ve uykuya dalmada zorluk yaygındır ve genellikle duygusal düzensizliği şiddetlendirir. Erken teşhis konmuş çocuklar için yapılandırılmış uyku vakti rutinleri, duyusal uyumlar ve uyku hijyeni müdahaleleri bu zorlukları azaltır. Geç teşhis konmuş ergenlerde ise, yıllarca fark edilmeyen duyusal hassasiyetler, bilişsel aşırı uyarılma ve anksiyete, kötü uyku düzenlerini pekiştirmiş olabilir ve davranışsal stratejiler, çevresel düzenlemeler ve ruh sağlığı destekleri gibi çok yönlü yaklaşımlar gerektirebilir. İyileştirilmiş uykunun anksiyetenin azaltılması, duygusal dayanıklılık ve genel işlevsellik üzerinde ölçülebilir bir etkisi vardır.

Bazı durumlarda, özellikle anksiyete şiddetli, kalıcı olduğunda veya depresyon ya da DEHB gibi eş zamanlı rahatsızlıklarla birlikte görüldüğünde farmakolojik müdahaleler düşünülebilir. Serotonin, GABA veya diğer nörotransmitter sistemlerini hedef alan ilaçlar, davranışsal stratejileri tamamlayarak semptomların hafifletilmesini sağlayabilir ve terapiye, sosyal etkileşime ve akademik aktivitelere katılımı mümkün kılabilir. İlaçla ilgili kararlar her zaman kişiye özel olmalı ve sağlık hizmeti sağlayıcıları, aileler ve birey arasındaki dikkatli değerlendirme, izleme ve iş birliği ile yönlendirilmelidir.

Sonuç olarak, anksiyete otistik deneyimin merkezi bir bileşenidir ve nörobiyoloji, maskeleme, sosyal deneyimler, eş zamanlı durumlar ve çevresel bağlam tarafından etkilenen çeşitli şekillerde spektrumda kendini gösterir. Erken teşhis konan bireyler, zamanında müdahaleye olanak tanıyan görünür belirtiler sergileyebilirken, geç teşhis konan ergenler ve yetişkinler genellikle yıllarca süren maskeleme ve sosyal uyumla birleşen içselleştirilmiş, kronik anksiyete yaşarlar. Genetik, nörobiyolojik, bilişsel ve çevresel faktörlerin etkileşimi, anksiyetenin hem tezahürünü hem de şiddetini şekillendirerek, temel otistik özellikleri, ruh sağlığı ihtiyaçlarını ve bağlamsal etkileri ele alan bireyselleştirilmiş, kapsamlı stratejilere olan ihtiyacı vurgular. Farkındalık, erken destek, hedefli terapi ve yaşanmış deneyimin doğrulanması, anksiyeteyi azaltmak, dayanıklılığı artırmak ve otizm spektrumundaki bireylerin genel yaşam kalitesini iyileştirmek için esastır.

Bölüm 17 – Depresyon ve Kimlik

Depresyon, otizm spektrumundaki birçok birey için, özellikle de çocukluk, ergenlik ve hatta yetişkinlik döneminde teşhis konanlar için yaygın bir sorundur. Erken teşhis konan çocuklar anksiyete ve sosyal zorluklarla karşılaşabilseler de, zamanında tanı ve müdahale genellikle onlara depresyonun uzun vadeli etkilerini hafifleten başa çıkma araçları ve destekleyici ortamlar sağlar. Ancak geç teşhis konan bireyler için erken desteğin eksikliği, sosyal yabancılaşma, sürekli maskeleme ve kimlik karmaşasıyla birleşerek kronik depresif ataklar için verimli bir zemin yaratır. Depresyon ve kimlik arasındaki karmaşık bağlantıyı anlamak, geç teşhis konan otistik gençlerin ve yetişkinlerin ruh sağlığı ihtiyaçlarını anlamak ve hem etkili hem de destekleyici terapötik yaklaşımlar geliştirmek için çok önemlidir.

Geç teşhis edilen otizmde depresyon, sıklıkla yıllarca karşılanmamış ihtiyaçlara, sosyal yanlış anlamalara ve tekrarlanan başarısızlık veya dışlanma deneyimlerine verilen kümülatif bir tepki olarak ortaya çıkar. Bireyler genellikle temelde "farklı" hissettiklerini, akranları tarafından yanlış anlaşıldıklarını ve hatta bazen kasıtlı bir yanlış davranıştan ziyade nörodiverjan işlemenin bir ifadesi olan davranışları nedeniyle aileleri veya eğitimcileri tarafından suçlandıklarını bildirirler.

Zamanla bu deneyimler öz saygıyı ve direnci aşındırır, kalıcı değersizlik, umutsuzluk ve duygusal yorgunluk duygularına yol açar.

Geçici üzüntü veya durumsal depresyonun aksine, bu dönemler genellikle kroniktir ve hem içselleştirilmiş yabancılaşma deneyimlerini hem de serotonin yollarındaki farklılıklar ve artan stres tepkileri de dahil olmak üzere otizmle ilişkili biyolojik zayıflıkları yansıtır. Kimlik karmaşası, geç teşhis konmuş bireylerde depresyon gelişiminde temel bir unsurdur. Nörotipik görünmek için yıllarca davranışları maskelemek ve kamufle etmek, yaşanmış deneyimler ile dışsal görünüm arasında bir uyumsuzluk yaratabilir. Ergenler, sosyal etkileşimleri izleyerek, doğal tepkileri bastırarak ve akranlarını taklit ederek sayısız saat geçirebilirler; bu da tükenmişliğe ve kişinin gerçek benliğinden derin bir kopukluk hissine yol açar. Bu uyumsuzluk, duygusal olarak kronik öz eleştiri, sahtelik duyguları ve görünmezlik hissi olarak kendini gösterebilir. Birçoğu, dış beklentileri karşılamaya mecbur hissettikleri ancak aynı zamanda bu beklentileri gerçek nörodiverjan kimlikleriyle uzlaştıramadıkları bir içsel anlatıdan bahseder.

Sosyal yabancılaşma, depresif semptomları şiddetlendirir. Geç teşhis konan ergenler genellikle yeterli içgörü veya destek olmadan karmaşık sosyal hiyerarşilerde gezinirler ve bu da tekrarlayan dışlanma, yanlış anlaşılma veya zorbalık deneyimlerine yol açar. Çocukluk döneminde ulaşılabilir gibi görünen arkadaşlıklar, sosyal nüansların daha karmaşık hale geldiği ergenlik döneminde genellikle bozulur.

Tekrarlanan sosyal reddedilme, içselleştirilmiş yetersizlik duygularını besler ve kronik üzüntüye, geri çekilmeye ve kendini izole etmeye katkıda bulunur.

Aşırı durumlarda, bu sosyal dışlanma, maskelemeyle ilişkili tükenmişlikle birleşerek bazen intihar düşünceleri veya kendine zarar vermeyle birlikte görülen şiddetli depresyon ataklarına yol açar.

Eğitim deneyimleri bu zorlukları daha da karmaşık hale getirir. Genellikle nörotipik normlar etrafında yapılandırılmış akademik ortamlar, geç teşhis konmuş bireyler için amansız bir baskı yaratabilir. Grup katılımı, sözlü sunumlar ve sosyal iş birliğiyle ilgili beklentiler, akut stres kaynakları haline gelebilir. Bu ortamlarda başarılı bir şekilde hareket edememek, olumsuz bir öz imajı pekiştirir ve uygun düzenlemelere erişememek, ergenleri genellikle kritik desteklerden yoksun bırakır. Altta yatan nörogelişimsel farklılıkların farkında olmayan öğretmenler ve yöneticiler, zorlukları tembellik, çaba eksikliği veya meydan okuma olarak yorumlayarak içselleştirilmiş yetersizlik duygularını yoğunlaştırabilir.

Aile dinamikleri, depresif eğilimlerin şekillenmesinde kritik bir rol oynar. Çocuklarının deneyimlerini fark eden ve onaylayan destekleyici aileler, onay, rehberlik ve müdahalelere erişim sağlayarak koruyucu faktörler olarak hizmet edebilirler. Buna karşılık, otistik özellikleri kasıtlı bir kötü davranış olarak yorumlayan veya çocuklarının zorluklarını inkar eden aileler genellikle depresyonu şiddetlendirir. Evde onaylanmadıklarını veya yanlış anlaşıldıklarını hisseden geç teşhisli ergenler, olumsuz yargıları içselleştirir ve bu da umutsuzluğu, öz eleştiriyi ve duygusal geri çekilmeyi yoğunlaştırır. Aile içi yanlış anlama ve toplumsal baskının kümülatif etkisi, genellikle ergenlik döneminde depresif semptomların şiddetli ve yıpratıcı hale geldiği bir kriz noktasına ulaşır.

Anksiyete, DEHB ve obsesif-kompulsif eğilimler gibi eşzamanlı ruhsal sağlık sorunları, sıklıkla depresif atakları şiddetlendirir. Sosyal veya duyusal zorluklardan kaynaklanan anksiyete, kronik strese ve artan duygusal kırılganlığa katkıda bulunur. DEHB belirtileri, akademik veya sosyal ortamlarda tekrarlayan başarısızlık deneyimlerine yol açabilir. Obsesif düşünce kalıpları, tekrarlayan öz eleştiriyi artırarak depresif durumları derinleştirebilir. Bu eşzamanlı durumların otizmle etkileşimi, değerlendirme ve tedaviye yönelik ayrıntılı ve kişiye özel yaklaşımlar gerektiren karmaşık duygusal profiller oluşturur.

Geç teşhis edilen otizmde depresyon deneyimi, genellikle varoluşsal ve kimlik sorularıyla iç içe geçer. Ergenler, geçmiş yıllardaki maskeleme deneyimlerini yeni teşhisleriyle uzlaştırmakta zorlanabilir, destek ve anlayış için kaçırılan fırsatların üzüntüsünü yaşayabilirler. Yaygın bir anlatı ortaya çıkar: "Neden kimse daha önce fark etmedi? Neden tek başıma mücadele etmek zorunda kaldım?" Genellikle dile getirilmeyen bu sorular, yanlış anlaşılarak ve desteklenmeden geçirilen yılların psikolojik yükünü vurgular. Keder ve kayıp, kimlik oluşumuyla iç içe geçer ve ergen hem rahatlama hem de üzüntüyü aynı anda yaşayabilir: nihayet onay almanın verdiği rahatlama, yıllarca süren gereksiz mücadelenin verdiği üzüntü. Bu ikilik, geç teşhis edilen depresif deneyimlerin belirleyici bir özelliği ve terapötik çalışmanın temel odak noktasıdır.

Geç tanı konulan otizmde depresyona yönelik terapötik yaklaşımlar, her bireyin kendine özgü nörogelişimsel profiline göre uyarlanmalıdır.

Otizme uyarlanmış bilişsel-davranışçı terapi, olumsuz düşünce kalıplarını ele alabilir, başa çıkma stratejileri öğretebilir ve duygusal düzenlemeyi destekleyebilir. Terapistler genellikle içselleştirilmiş yetersizlik inançlarını sorgulamaya, sosyal zorluk deneyimlerini yeniden çerçevelemeye ve öz şefkati geliştirmeye odaklanır. Müdahaleler, yapılandırılmış problem çözme alıştırmaları, sosyal biliş stratejilerinin açıkça öğretilmesi ve kaygı uyandıran durumlara kontrollü bir şekilde kademeli olarak maruz bırakmayı içerebilir. Nöroçeşitliliği destekleyen çerçevelerin entegre edilmesi, bireylerin farklılıklarının doğası gereği patolojik olmadığını anlamalarına yardımcı olur ve bu da öz suçlamadan kaynaklanan depresif bilişleri azaltabilir.

Grup terapisi ve akran desteği de müdahalenin değerli bileşenleridir. Benzer deneyimleri paylaşan diğer insanlarla bağlantı kurmak, izolasyon duygularını azaltır ve kimlik mücadelelerini doğrular. Geç teşhis konan ergenler, maskelemeyi, duyusal hassasiyetleri ve sosyal zorlukları anlayan akran topluluklarını keşfetmenin kendilerine bir özgürlük hissi verdiğini sıklıkla bildirirler. Akran onayı, zorlukların kişisel başarısızlıklar değil, nörodiverjan işleme süreçlerinin yansımaları olduğu fikrini pekiştirerek depresif semptomları azaltmaya ve adaptif başa çıkmayı desteklemeye yardımcı olur. Çevrimiçi topluluklar, yerel destek grupları ve mentorluk programları, bu bağlantılar için erişilebilir yollar sunar.

Kimlik odaklı müdahaleler, geç teşhis konmuş bireylerde depresyonla mücadelede merkezi bir rol oynar. Terapistler, yıllarca süren sosyal baskı ve dış baskıya karşı bir denge unsuru olarak genellikle kişisel güçlü yönlerin, ilgi alanlarının ve değerlerin keşfedilmesini teşvik eder.

Yaratıcı ifade, özel ilgi alanları ve mesleki keşifler, kimliğin onaylanması ve özgüvenin geliştirilmesi için fırsatlar sunar. Rehberli düşünme yoluyla, ergenler ve yetişkinler geçmiş maskeleme deneyimlerini mevcut benlik anlayışlarıyla uzlaştırabilir ve otistik kimliği tutarlı bir anlatıya kademeli olarak entegre edebilirler. Bu süreç, duygusal olarak zorlayıcı olsa da, dayanıklılığı teşvik eder, öz saygıyı artırır ve depresif semptomları azaltır.

Aile katılımı, etkili müdahalenin temel taşlarından biri olmaya devam etmektedir. Bakım verenleri otizm, depresif risk faktörleri ve kimlik sorunları konusunda eğitmek, aileleri bilinçli ve empatik destek sağlamaya hazırlar. Deneyimleri doğrulayan, nörodiverjan ihtiyaçlara uyum sağlayan ve terapiye aktif olarak katılan ebeveynler ve veliler, ergenlerin depresif dönemleri daha az izolasyon ve gelişmiş başa çıkma kapasiteleriyle atlatmalarına yardımcı olabilir. Yapılandırılmış iletişim, ortak problem çözme ve iş birliğine dayalı hedef belirleme, depresyonun reaktif değil proaktif olarak ele alınabileceği bir ortam yaratır.

Bazı durumlarda farmakolojik destek, terapötik yaklaşımları tamamlayabilir. Seçici serotonin geri alım inhibitörleri (SSRI'lar) veya duygudurum düzenlemesini hedefleyen diğer ilaçlar, depresif ataklar şiddetli veya kalıcı olduğunda semptomların hafifletilmesini sağlayabilir. İlaç kararları, birlikte görülen durumlar, nörogelişimsel profiller ve olası yan etkiler dikkatlice değerlendirilerek kişiye özel olarak verilir. İlaçlar, psikoterapi, sosyal destek ve kimlik doğrulama müdahaleleriyle birleştirildiğinde en etkilidir ve geç teşhis edilen otizmde depresyonun yönetimi için kapsamlı bir çerçeve oluşturur.

Boylamsal çalışmalar, geç tanı konmuş kişilerde bile depresif riski azaltmada erken teşhis ve müdahalenin önemini vurgulamaktadır. Teşhisten kısa bir süre sonra desteğe başvuran bireyler genellikle depresif semptomlarda önemli azalmalar, öz saygıda iyileşmeler ve gelişmiş sosyal işlevsellik göstermektedir. Ergenlik döneminde erken müdahale, erken çocukluk tanısına göre gecikmiş olsa da, uzun süredir devam eden duygusal zorlukları ele almak, tekrarlayan düşünceleri azaltmak ve uyarlanabilir başa çıkma stratejilerini geliştirmek için anlamlı fırsatlar sunmaktadır. Anlamlı müdahale için pencere yetişkinliğe kadar uzanmakta ve bu da zamanında tanı ve kapsamlı bakımın önemini vurgulamaktadır.

Kültürel bağlam ve toplumsal beklentiler depresif deneyimleri daha da şekillendirir. Uyumun, akademik başarının veya sosyal becerilerin çok değerli olduğu ortamlarda, geç teşhis konan bireyler daha fazla öz eleştiri ve varoluşsal stres yaşayabilirler. Buna karşılık, nöroçeşitliliği doğrulayan ve farklılıkların kabulünü teşvik eden kültürel olarak destekleyici bağlamlar depresyona karşı tampon görevi görebilir. Toplumsal normlar, kimlik oluşumu ve duygusal sağlık arasındaki etkileşimi anlamak, hem etkili hem de bağlamsal olarak hassas müdahaleler geliştirmek için kritik öneme sahiptir.

Vaka çalışmaları bu dinamikleri aydınlatmaktadır. On beş yaşında teşhis konulan bir ergen, kronik düşük ruh hali, sosyal geri çekilme ve sürekli kendini eleştirme sorunları yaşamıştı. Tekrarlayan akademik ve sosyal zorluklarla birleşen maskeleme davranışları, özgüveni zedelemiş ve yoğun bir kimlik uyumsuzluğuna yol açmıştı.

Tanı sonrası müdahaleler arasında bilişsel yeniden yapılandırmaya odaklanan bireysel terapi, akran desteğini vurgulayan grup seansları ve anlayış ve uyumu teşvik etmek için aile eğitimi yer aldı. Zamanla depresif belirtiler azaldı, sosyal etkileşim iyileşti ve ergen, otistik kimliğini kişisel güçlü yanları ve ilgi alanlarıyla bütünleştiren tutarlı bir benlik duygusu geliştirdi.

On yedi yaşında teşhis konulan bir başka birey, yıllarca içselleştirilmiş kendini suçlama ve sosyal yabancılaşmaya katlanmıştı. Şiddetli depresif dönemler, eş zamanlı anksiyete ve DEHB ile daha da kötüleşen aralıklı intihar düşüncelerine yol açmıştı. Terapötik yaklaşımlar arasında otizm hakkında psikoeğitim, yönetici işlev farklılıklarına göre uyarlanmış bilişsel-davranışçı stratejiler, kimlik doğrulama müdahaleleri ve okul destekleriyle koordinasyon yer alıyordu. Birkaç ay içinde, öz-anlayış derinleşti, başa çıkma stratejileri gelişti ve depresif dönemlerin sıklığı ve yoğunluğu azaldı. Bu örnekler, geç teşhisin yüksek depresif riskle ilişkili olmasına rağmen, hedefli müdahalelerin dayanıklılığı artırabileceğini, semptom yükünü azaltabileceğini ve sağlıklı kimlik bütünleşmesini destekleyebileceğini göstermektedir.

Sonuç olarak, depresyon, geç teşhis konmuş otistik gençler ve yetişkinler için uzun süreli karşılanmamış ihtiyaçlar, sosyal yabancılaşma, maskeleme ve kimlik karmaşasının bir araya gelmesinden kaynaklanan önemli bir risktir. Erken destek, kişiye özel terapötik müdahaleler, aile katılımı ve kimlik doğrulama yaklaşımları, depresif semptomları hafifletebilir, dayanıklılığı artırabilir ve duygusal refahı destekleyebilir. Depresyon ve kimlik arasındaki karmaşık etkileşimin farkına varılması, zamanında değerlendirme, bireyselleştirilmiş bakım ve nörodiverjan deneyimleri doğrulayan ortamların gerekliliğini vurgular. Uygun desteklerle, geç teşhis konmuş bireyler geçmiş zorluklarıyla yüzleşebilir, öz-anlayış geliştirebilir ve tatmin edici ve dirençli bir yaşam yolculuğu sağlayan uyarlanabilir başa çıkma stratejileri geliştirebilirler.

Bölüm 18 – DEHB ve Otizm Birlikte

Otizm ve dikkat eksikliği/hiperaktivite bozukluğunun (DEHB) kesişimi, nörogelişimsel araştırmalarda ve klinik uygulamada karmaşık ve sıklıkla yanlış anlaşılan bir profil sunmaktadır. Otizm tek başına sosyal iletişim, duyusal işleme ve kısıtlı veya tekrarlayıcı davranışlarda zorluklara yol açarken, DEHB dikkat düzenleme, dürtüsellik ve hiperaktivite ile ilgili zorluklara katkıda bulunur. Daha önce bilinenden daha yaygın olan bu durumların bir arada görülmesi, benzersiz gelişimsel yörüngeler, sosyal zorluklar ve duygusal kırılganlıklar yaratır. Özellikle çocukluk veya ergenlik döneminde geç teşhis konulan bireylerde yaygındır, çünkü erken belirtiler tek bir durum tarafından maskelenebilir veya altta yatan bir nörogelişimsel örüntü tanınmadan davranışsal sorunlara atfedilebilir. Çift tanının inceliklerini anlamak, eğitimciler, klinisyenler, bakıcılar ve bireylerin okul, sosyal yaşam ve ruh sağlığı sonuçlarıyla başa çıkmaları için çok önemlidir.

DEHB, otizmin davranışsal görünümünü sıklıkla karmaşıklaştırır. Eş zamanlı DEHB'li çocuklar, daha incelikli otistik özellikleri gizleyen veya gölgeleyen hiperaktivite, dikkat dağınıklığı veya dürtüsel davranışlar sergileyebilir. Erken çocukluk döneminde, bu kombinasyon yalnızca davranışsal sorunlar olarak yorumlanabilir ve öğretmenler ve ebeveynler zorlukları yetersiz disiplin, dikkatsizlik veya karşıt olma eğilimlerine bağlayabilir.

Sosyal iletişim farklılıkları fark edilmeyebilir veya yanlış atfedilebilir ve bu da otizmin gelişimin sonraki aşamalarına kadar fark edilmesini geciktirebilir. Buna karşılık, öncelikli olarak otizm teşhisi konan çocuklarda, DEHB ile ilişkili dürtüsellik ve dikkat sorunları ancak akademik talepler arttıkça ortaya çıkabilir ve bu da iki durum arasındaki etkileşimin gelişim aşamaları arasında nasıl değişebileceğini göstermektedir.

Geç teşhis konan bireylerde DEHB hem öz algıyı hem de dış değerlendirmeyi karmaşıklaştırır. Ergenler, akademik ortamlarda odaklanmayı sürdürmek, duygularını düzenlemek veya görevleri tamamlamak için yıllarca mücadele etmiş ve başarısızlığı genellikle kişisel bir kusur olarak içselleştirmiş olabilirler. Eş zamanlı otizmin varlığı, zaten artmış olan bilişsel yüke sosyal, duyusal ve yürütücü işlev güçlükleri ekleyerek bu zorlukları daha da kötüleştirir. Sonuç olarak, bu bireyler dikkatsiz, tembel veya sosyal açıdan beceriksiz olarak algılanabilirler; ancak gerçekte yeterli destek olmadan karmaşık nörogelişimsel farklılıklarla mücadele etmektedirler. Çifte teşhis, bir kez fark edildiğinde, uzun süredir devam eden mücadeleleri doğrularken aynı zamanda yıllarca süren yanlış anlamanın kümülatif etkisini de vurgulayarak genellikle bir rahatlama ve hayal kırıklığı karışımı getirir.

Yönetici işlev bozuklukları, otizm-DEHB örtüşmesinin temel bir özelliğidir. Görevleri planlamak, organize etmek, önceliklendirmek ve başlatmak genellikle akademik ve ev ortamlarında stres ve hayal kırıklığı yaratan zorluklara yol açar. Erken teşhis konmuş çocuklar, bireyselleştirilmiş eğitim planları, görev dağılımları ve örgütsel destek de dahil olmak üzere yapılandırılmış destek alabilirler; bu da yönetici işlev bozukluğunun etkisini azaltabilir.

Ancak geç teşhis konan ergenler, bu zorlukları yoğun çaba veya kaçınma stratejileriyle telafi etmek için yıllar harcamış olabilirler; bu da kronik strese, düşük öz saygıya ve akranlarından "farklı" olma algısına yol açar. Yönetici işlev bozukluğunun sosyal ve duyusal zorluklarla birleşmesi, akademik başarısızlık, sosyal izolasyon ve duygusal düzensizlik riskini artırır.
Dikkat düzenleme eksiklikleri sosyal deneyimleri daha da karmaşık hale getirir. Sosyal etkileşimlerde, geç teşhis konmuş DEHB ve otizmli ergenler konuşmalara odaklanmakta zorlanabilir, sosyal ipuçlarını kaçırabilir veya akranlarının sözlerini dürtüsel olarak kesebilirler. Bu davranışlar sıklıkla kabalık veya ilgisizlik olarak yanlış yorumlanarak sosyal yabancılaşmayı pekiştirir. Geç teşhis konmuş otizmde yaygın olan maskeleme davranışları bu eğilimleri dengelemek için kullanılabilir, ancak aynı anda dikkati düzenlemek, sosyal tepkileri düzenlemek ve doğal dürtüleri bastırmak için gereken çaba yorucu olabilir. Zamanla, bu kronik bilişsel yük anksiyete, depresif semptomlar ve duygusal tükenmişliğe karşı duyarlılığı artırarak, birlikte görülen durumlar ve ruh sağlığı sonuçları arasındaki karmaşık etkileşimi vurgular.
Duyusal hassasiyetler, DEHB belirtileriyle karmaşık şekillerde etkileşime girer. Sese, ışığa veya dokunmaya aşırı duyarlılık, dikkat dağınıklığını artırabilirken, düşük duyarlılık dikkatsizlik veya belirgin bir ilgisizlik olarak ortaya çıkabilir. Erken teşhis konmuş çocuklara, hem dikkat düzenlemesini hem de duygusal refahı destekleyen gürültü önleyici kulaklıklar, öngörülebilir rutinler veya duyusal molalar gibi çevresel tetikleyicileri azaltan düzenlemeler yapılabilir.

Yıllarca uyum sağlamadan yaşamış, geç tanı almış ergenler, duyusal ve dikkatsel zorlukları kısmen maskeleyen ancak kalıcı stres, kaygı veya sosyal yorgunluk bırakan kaçınma stratejileri veya başa çıkma mekanizmaları geliştirmiş olabilirler. Duyusal işleme farklılıkları ve DEHB ile ilişkili dürtüsellik veya dikkat dağınıklığı bir araya geldiğinde, yanlış anlama ve yanlış teşhis riskini artırarak kapsamlı değerlendirmenin önemini vurgular.

Akademik ortamlar, çifte tanının etkisini canlı bir şekilde ortaya koymaktadır. Otizm ve DEHB'li çocuklar, sosyal dinamikler ve duyusal hassasiyetlerle başa çıkmaya çalışırken, genellikle görev tamamlama, dikkati sürdürme ve ödevlere öncelik verme konusunda zorluk çekerler. Erken teşhis, bireyselleştirilmiş eğitim, esnek teslim tarihleri ve yapılandırılmış destek gibi düzenlemelere olanak tanır ve bu da akademik sonuçları iyileştirebilir ve stresi azaltabilir. Geç tanı konmuş ergenlerde, bu zorluklar yıllarca devam etmiş olabilir ve tekrarlayan hayal kırıklığı, başarısızlık ve öz eleştiri deneyimlerine yol açabilir. Öğretmenler ve akranlar, tutarsız çabayı tembellik, dikkatsizlik veya motivasyon eksikliği olarak algılayabilir ve bu da duygusal sıkıntıyı daha da artırarak olumsuz benlik algılarını pekiştirebilir.

Duygusal düzenleme, otizm ve DEHB'nin kesiştiği noktada etkilenen bir diğer alandır. Dürtüsellik, hayal kırıklığına tahammülsüzlük ve hızlı ruh hali değişimleri, özellikle otistik özelliklerini yıllarca gizlemiş ve geç teşhis konmuş ergenlerde değişken duygusal durumlara yol açabilir.

Sinirlilik veya duygusal bunalıma dönemleri genellikle akranlar ve bakıcılar tarafından yanlış anlaşılır ve bu da destekleyici müdahaleler yerine cezalandırıcı tepkilere yol açar. Erken teşhis konmuş çocuklar, bilişsel-davranışçı teknikler, farkındalık ve yapılandırılmış problem çözme gibi duygusal düzenleme stratejileri konusunda açık bir eğitimden faydalanabilirler. Geç teşhis konmuş bireyler için terapi genellikle hem tetikleyicileri tanımaya hem de yönetici işlev farklılıklarına ve sosyal zorluklara uyum sağlayan uyarlanabilir başa çıkma stratejileri geliştirmeye odaklanır.

Çift tanı, akran ilişkilerini derinden etkiler. Otizm ve DEHB'li ergenler sıklıkla sosyal yanlış anlamalar yaşarlar; dikkat dağınıklığı veya dürtüsel yorumlar kabalık, ilgisizlik veya sosyal yetersizlik olarak yorumlanabilir. Maskeleme stratejileri bu etkileri kısmen hafifletebilir, ancak yorgunluğa ve içselleştirilmiş strese katkıda bulunur. Olumlu akran ilişkileri, mümkün olduğunda, sosyal öğrenme, onaylanma ve destek için kritik fırsatlar sağlar. Geç tanı konmuş bireyler, yıllarca süren sosyal reddedilme nedeniyle akran kabulünü zor bulabilirler; ancak hedefli sosyal beceri eğitimi, akran rehberliği ve destekleyici topluluk programları anlamlı bağlantılar kurabilir, izolasyonu azaltabilir ve duygusal sıkıntıya karşı tampon görevi görebilir.

Aile dinamikleri, eş zamanlı otizm ve DEHB'nin yönetiminde merkezi bir rol oynar. Ebeveynler ve bakıcılar, örüntüleri tanıma, değerlendirmeleri savunma ve müdahaleleri uygulama konusunda kritik bir rol oynarlar. Çift tanıyı anlayan aileler, yapılandırılmış rutinler oluşturabilir, öngörülebilir ortamlar sağlayabilir ve duygusal ve davranışsal düzenleme için uyarlanabilir stratejiler geliştirebilirler.

Buna karşılık, birlikte görülen durumların karmaşıklığının farkında olmayan aileler, davranışları kasıtlı bir kötü davranış veya meydan okuma olarak yorumlayarak istemeden stresi artırabilirler. Geç tanı alan ergenler için, aile eğitimi ve katılımı, anlayışı geliştirmek, kendini suçlamayı azaltmak ve hem otizm hem de DEHB'yi ele alan müdahale stratejilerini desteklemek açısından çok önemlidir.

Eş zamanlı otizm ve DEHB'ye yönelik müdahaleler bütünleşik bir yaklaşım gerektirir. Yönetici işlevi, dikkat düzenlemeyi ve duygusal kontrolü destekleyen davranışsal stratejiler esastır. Nörodiverjan profillere uyarlanmış bilişsel-davranışçı terapi, olumsuz öz algıları ele alabilir, başa çıkma becerilerini geliştirebilir ve öz savunuculuğu teşvik edebilir. Ergoterapi ve duyusal bütünleştirme teknikleri, dikkat odaklanmasını ve çevresel adaptasyonu destekler. Semptomlar işlevselliği önemli ölçüde bozduğunda, uyarıcılar veya uyarıcı olmayan DEHB ilaçları gibi farmakolojik müdahaleler, her zaman davranışsal ve eğitimsel desteklerle birlikte düşünülebilir. Müdahalelerin etkinliği, yalnızca bireysel semptomlara odaklanmak yerine, dikkat, sosyal, duyusal ve duygusal alanlar arasındaki karmaşık etkileşimi ele aldıklarında artar.

Vaka çalışmaları, çift tanının etkisini göstermektedir. Altı yaşında DEHB teşhisi konulan ancak otizmi ancak on dört yaşında fark edilen bir ergen, okulda dikkat eksikliği, sosyal dışlanma ve kronik anksiyete sorunlarıyla mücadele ediyordu.

Otizm tanısı öncesinde, DEHB'yi hedef alan davranışsal müdahaleler kısmi rahatlama sağlamış, ancak sosyal yanlış anlamalar ve duyusal zorluklar ele alınmamıştır. Bilişsel-davranışçı terapi, sosyal beceri eğitimi ve duyusal uyum gibi kapsamlı değerlendirme ve hedefli müdahalelerin ardından, ergenin duygusal düzenleme, akademik performans ve sosyal özgüveninde iyileşme gözlemlenmiştir. Bu vaka, özellikle geç tanı konmuş bireylerde etkili destek sağlamak için nörogelişimsel profilin tamamının tanınmasının önemini vurgulamaktadır.
Başka bir örnek, üç yaşında otizm teşhisi konulan ve daha sonra orta çocukluk döneminde DEHB teşhisi konulan bir çocukla ilgilidir. Otizm için erken müdahaleler, büyüme için bir temel oluşturan sosyal iletişim ve duyusal düzenlemeye odaklanmıştır. Daha sonra konulan DEHB teşhisi, dikkat düzenleme, yürütücü işlev ve dürtüselliği ele alan hedefli stratejilere olanak sağlamıştır. Akademik düzenlemeler, yapılandırılmış rutinler ve aile koçluğu, işlevselliğin iyileşmesini sağlayarak, gelişim aşamaları boyunca entegre müdahalelerin eş zamanlı ortaya çıkan rahatsızlıklar için sonuçları nasıl iyileştirebileceğini göstermiştir.
Araştırmalar, DEHB ve otizm birlikteliğinin yalnızca eklemeli olmadığını, aynı zamanda karmaşık ve çarpımsal yollarla etkileşime girdiğini vurgulamaktadır. Yönetici işlev eksiklikleri, dikkat dağınıklığı, duygusal tepkisellik ve sosyal işleme farklılıkları, benzersiz davranış kalıpları oluşturmak üzere kesişir. Özellikle geç teşhis konan bireyler, yıllarca tanı konulmaması veya hedefli müdahale görmemeleri nedeniyle daha da karmaşık zorluklar yaşarlar.

Bu karmaşıklıklar, her birini ayrı ayrı değerlendirmek yerine, her iki durumu aynı anda ele alan kapsamlı, bireyselleştirilmiş değerlendirmenin gerekliliğini vurgulamaktadır.

Nörobiyolojik çalışmalar, DEHB ve otizmin neden sıklıkla örtüştüğüne dair fikir vermektedir. Genetik araştırmalar, ortak kalıtımsal faktörlerin dikkat farklılıklarına, yönetici işlev bozukluklarına ve sosyal biliş farklılıklarına katkıda bulunduğunu göstermektedir. İşlevsel görüntüleme çalışmaları, dikkat, yönetici kontrol ve sosyal işlemeyle ilişkili beyin ağlarında atipik bağlantıları ortaya koyarak, örtüşen semptom profillerini açıklamaya yardımcı olur. Bu mekanizmaların anlaşılması, semptomların birbirine bağlı yapısını ve davranışsal belirtilerin yanı sıra altta yatan bilişsel ve sinirsel süreçlerin ele alınmasının önemini vurgulayarak müdahale stratejilerine yön verir.

DEHB ve otizmle birlikte görülen ergenler ve yetişkinler, öz savunuculuk ve kimlik doğrulamadan sıklıkla faydalanırlar. Zorlukların kişisel başarısızlıktan ziyade nörogelişimsel farklılıklardan kaynaklandığını kabul etmek, öz suçlamayı ve ilişkili ruh sağlığı sorunlarını azaltmaya yardımcı olur. Destek grupları, mentorluk programları ve akran toplulukları, stratejileri paylaşma, deneyimleri normalleştirme ve uyarlanabilir başa çıkma mekanizmaları geliştirme fırsatları sunar. Geç teşhis konmuş bireyler, zorluklarının ikili doğasını anladıklarında derin bir rahatlama yaşayabilir, bu da öz anlayışı geliştirir ve desteklerle proaktif etkileşimi teşvik eder.

Okul ortamı, müdahale için kritik bir alan olmaya devam ediyor. Çift tanıyı anlayan eğitimciler, farklılaştırılmış öğretim, açık görev yönetimi stratejileri, esnek teslim tarihleri ve duyusal düzenlemeler sağlayabilir. Aileler, terapistler ve destek personeliyle iş birliği, farklı ortamlarda tutarlılık ve süreklilik sağlar. Geç tanı almış ergenler için hedefli destekler, akademik kopukluğu önleyebilir, stresi azaltabilir ve yeterlilik duygusunu geliştirebilir. Bu tür desteklerin etkisi akademik başarının ötesine geçerek duygusal refahı, sosyal uyumu ve öz saygıyı etkiler.

Sonuç olarak, DEHB ve otizmin birlikte görülmesi, dikkat, yönetici işlev, sosyal etkileşimler, duygusal düzenleme ve duyusal işlemeyi etkileyen karmaşık ve çok yönlü bir profil sunmaktadır. Erken tanı, örtüşen zorlukları ele alan zamanında müdahalelere olanak tanırken, geç tanı konan bireyler, yıllarca süren yanlış anlama, maskeleme ve karşılanmamış ihtiyaçlardan kaynaklanan daha da karmaşık zorluklarla karşı karşıya kalmaktadır. Davranışsal stratejileri, bilişsel-davranışçı terapiyi, eğitimsel düzenlemeleri, aile desteğini ve uygun olduğunda farmakolojik müdahaleyi birleştiren bütünleşik terapötik yaklaşımlar, işlevselliği iyileştirmek, stresi azaltmak ve dayanıklılığı artırmak için en etkili yolu sunmaktadır. Bu durumların nüanslı etkileşimini fark etmek, nörodiverjan bireylerin tanı konulduğu yaştan bağımsız olarak akademik, sosyal ve duygusal olarak gelişebilecekleri ortamlar yaratmak için esastır.

Bölüm 19 – Otizm ve Travma

Travma, özellikle teşhis konulmamış veya ileri yaşlarda teşhis konmuş birçok otistik çocuk ve ergenin hayatında yaygın ve genellikle gözden kaçan bir faktördür. Otizmin kendisi sosyal etkileşim, duyusal işleme ve iletişimle ilgili zorluklar ortaya koyarken, tekrarlayan travma deneyimi bu zorlukları daha da kötüleştirerek uzun süreli duygusal ve psikolojik sonuçlar doğurur. Sosyal ortamlarda tanınma veya destek görmeden hareket eden çocuklar için günlük deneyimler bile kronik stres kaynağı haline gelebilir. Zorbalık, ihmal veya kötü muameleyle birleştiğinde, bu deneyimler sıklıkla travma sonrası stres bozukluğuna (TSSB), anksiyeteye, depresyona ve karmaşık duygusal düzensizliğe karşı artan bir hassasiyete yol açar. Otizm ve travmanın kesişimini anlamak, etkili müdahaleler geliştirmek, destekleyici ortamlar sağlamak ve uzun vadeli ruh sağlığı risklerini azaltmak için kritik öneme sahiptir.

Tanı konulmamış birçok otistik çocuk, algı, iletişim ve sosyal anlayıştaki farklılıkları nedeniyle aşırı bir savunmasızlık içinde yaşar. Duyusal hassasiyetler, katı rutinler ve sosyal iletişim zorlukları, istemeden akranlarından veya yetişkinlerden olumsuz ilgi görerek zorbalığa, alay konusu olmaya veya dışlanmaya yol açabilir.

Bu deneyimler, bazen hafif de olsa, zamanla birikerek, kalıcı bir tehlike ve aşırı teyakkuz hissi yaratır.

Tekrar tekrar sosyal dışlanma veya yanlış anlaşılmayla karşılaşan bir çocuk, dünyanın güvenli olmadığı veya doğası gereği kusurlu olduğu inancını içselleştirebilir ve bu da travmayla ilişkili semptomların temelini oluşturabilir. Erken sosyal stres deneyimleri, fark edilmediğinde ve ele alınmadığında, kökleşmiş korku, kaçınma ve kendini suçlama kalıplarına dönüşme potansiyeline sahiptir.

Zorbalık, otistik çocuklar için, özellikle de farklılıkları gözle görülür olan veya sosyal karşılıklılık konusunda zorluk çekenler için, özellikle yaygın bir travma kaynağıdır. Akranları, alışılmadık konuşma kalıpları, tekrarlayan davranışları veya atipik oyunları nedeniyle onları hedef alabilir ve bu da amansız bir aşağılanma ve sosyal izolasyon döngüsü yaratır. Otizmin inceliklerine aşina olmayan öğretmenler ve okul personeli, bu etkileşimleri yanlış yorumlayabilir ve mağdur çocuğu altta yatan nörogelişimsel farklılıkları fark etmek yerine bir davranış sorunu olarak görebilir. Müdahale edilmediği takdirde, zorbalığa tekrar tekrar maruz kalmak, aşırı tetikte olma, duygusal düzensizlik ve beklentisel kaygı ile karakterize kronik bir stres tepkisini besler. Çocuk, çeşitli sosyal bağlamlarda reddedilme ve eleştiriyi öngörmeyi öğrenir ve bu da onu destekleyici ilişkilerden daha da uzaklaştıran kaçınma davranışlarına ve geri çekilmeye yol açar.

İhmal ve duygusal değersizleştirme de travma riskine önemli ölçüde katkıda bulunur. Bazı durumlarda, bakım verenler otistik özellikleri kasıtlı bir kötü davranış olarak yanlış yorumlayabilir ve ceza, eleştiri veya sevgiyi geri çekme gibi tepkiler verebilir. Çocuk bu tepkileri içselleştirerek, doğal davranışlarını utanç, suçluluk veya terk edilme korkusuyla ilişkilendirir.

Zamanla bu dinamik, akran reddi veya akademik baskı gibi dış stres faktörlerinin etkisini artıran kalıcı bir değersizlik duygusu yaratır. Nörodiverjans ihtiyaçlarının tanınmadığı veya karşılanmadığı ortamlarda büyüyen çocuklar, depresyon, anksiyete ve aşırı uyarılma belirtileri de dahil olmak üzere hem akut hem de kronik travma riski altındadır.

Otizmli çocuklar için duyusal deneyimler travmayla benzersiz şekillerde kesişir. İster yüksek seslerden, ister parlak ışıklardan veya kaotik ortamlardan gelsin, yoğun duyusal girdiler yoğun sıkıntı ve fizyolojik uyarılmalara yol açabilir. Teşhis konulmamış bir çocuk için bu deneyimler genellikle öngörülemez ve kontrol edilemez niteliktedir ve çaresizlik duygularına katkıda bulunur. Bu duyusal tetikleyiciler sosyal stres, zorbalık veya ihmal ile birleştiğinde, çocuk belirli ortamların, insanların veya durumların korku ve duygusal düzensizlikle bağlantılı olduğu çağrışımsal örüntüler geliştirebilir. Bu öğrenilmiş çağrışımlar, diğer popülasyonlarda gözlemlenen travma mekanizmalarını yansıtır, ancak otizmin doğasında bulunan nörogelişimsel farklılıklarla daha da karmaşıklaşır.

Travmanın zamanlaması, otizm teşhisinin konulduğu yaşla önemli ölçüde etkileşime girer. Erken teşhis konan çocuklar, kronik stres faktörlerine maruziyeti azaltan ve başa çıkma stratejileri öğreten destekleyici müdahalelerden genellikle faydalanırlar. Yapılandırılmış ortamlar, terapötik destekler ve sosyal beceri eğitimi, potansiyel olarak travmatik deneyimlerin duygusal etkilerine karşı tampon görevi görür.

Öte yandan, geç teşhis konulan bireyler, deneyimlerinin akranlarından neden farklı hissettirdiğini anlamadan yıllarca tekrarlayan travmalara katlanabilirler. Yıllarca süren sosyal dışlanma, zorbalık veya ihmalden sonra teşhis konulan ergenler, sıklıkla ikili bir duygusal yük ile karşı karşıya kalırlar: fark edilmeyen mücadelenin yası ve deneyimlerinin artık doğrulanmış olmasının verdiği rahatlama. Bu karmaşık duygusal ortam, travmayla ilişkili riskleri azaltmada zamanında teşhisin önemini vurgular.

Otizmli bireylerde travma sonrası stres, genellikle nörotipik popülasyonlardan farklı şekilde ortaya çıkar. Rahatsız edici anılar veya kabuslar gibi bazı klasik semptomlar mevcut olsa da, diğerleri artan sinirlilik, duygusal kapanma veya tekrarlayan davranışlarla ifade edilebilir. Aşırı uyarılma, ani ajitasyon, konsantrasyon güçlüğü veya küçük stres faktörlerine aşırı tepki verme şeklinde ortaya çıkabilir. Kaçınma davranışları, sosyal etkileşimden çekilme, daha önce keyif alınan aktivitelere katılma isteksizliği veya öngörülebilirlik hissi yaratmak için katı rutinlerde ısrar etme şeklinde ortaya çıkabilir. Genellikle duyusal hassasiyetlerle daha da kötüleşen duygusal düzensizlik, travma tepkisinin gözlemcilere orantısız görünmesine neden olarak, tanıma ve müdahaleyi daha da zorlaştırabilir.

Uzun süreli veya tekrarlayan olumsuz deneyimlere maruz kalmanın bir sonucu olan karmaşık travma, özellikle geç teşhis konmuş otistik bireylerde yaygındır. Bu travma türü genellikle duygusal düzenleme, öz algı ve kişilerarası işlevsellik üzerinde kümülatif etkilere yol açar. Bireyler, sürekli kendini suçlama, beklentisel kaygı ve güvenilir ilişkiler kurmada zorluklar yaşayabilirler.

Dünyanın doğası gereği güvensiz olduğu veya kişisel davranışların kötü muameleye sebep olduğu gibi bilişsel çarpıtmalar zamanla pekişmektedir. Otizmle ilişkili sosyal ve duyusal zorlukların travmanın duygusal etkileriyle birleşmesi, ayrıntılı değerlendirme ve müdahale gerektiren çok yönlü bir profil oluşturur.

Otizmli bireylerde travmaya yönelik terapötik müdahaleler, hem nörogelişimsel farklılıkları hem de TSSB'nin duygusal karmaşıklığını hesaba katmalıdır. Travma bilgili bakım, güvenliği, öngörülebilirliği ve doğrulamayı vurgulayarak iyileşme için bir temel oluşturur. Otizme uyarlanmış bilişsel-davranışçı yaklaşımlar, çarpık bilişleri ele alabilir, başa çıkma stratejileri öğretebilir ve duygusal düzenlemeyi destekleyebilir. Topraklama, farkındalık ve korkulan uyaranlara kontrollü maruz kalma gibi teknikler, her zaman duyusal hassasiyetlere ve bilişsel işleme farklılıklarına dikkat edilerek dahil edilebilir. Terapi genellikle kademeli olarak ilerler ve bireyin daha yoğun travma anılarıyla yüzleşmeden önce güven, ustalık ve dayanıklılık geliştirmesine olanak tanır.

Travmayla başa çıkmada aile katılımı çok önemlidir. Hem otizmin hem de travmanın etkisini anlayan bakım verenler, tutarlı destek sağlayabilir, deneyimleri doğrulayabilir ve çevresel tetikleyicileri azaltan stratejiler uygulamak için terapistlerle iş birliği yapabilir. Aile eğitimi, empatiyi teşvik eder ve stres veya korkunun istemeden pekiştirilmesini azaltır. Geç teşhis konmuş ergenler için aileler, otizm teşhisini geçmiş travma anlayışına entegre etmede, deneyimleri öz-suçlamayı azaltacak ve duygusal iyileşmeyi destekleyecek şekilde yeniden çerçevelemede kilit bir rol oynar.

Sosyal müdahaleler, beceri geliştirme, ilişki geliştirme ve akran onayı için güvenli fırsatlar sunarak terapötik yaklaşımları tamamlar. Akran danışmanlığı, sosyal beceri eğitimi ve yapılandırılmış grup etkinlikleri, otistik bireylerin reddedilme veya alay edilme korkusu olmadan sosyal etkileşim kurabilecekleri ortamlar yaratır. Olumlu sosyal deneyimler, önceki travmaları dengeler, öz saygıyı güçlendirir ve duygusal düzenlemeyi destekler. Geç teşhis konmuş bireyler için, benzer nöroçeşitli deneyimleri paylaşan diğer kişilerle bağlantı kurmak özellikle onaylayıcıdır ve geçmiş zorlukları bağlamlandırmaya ve izolasyon duygularını azaltmaya yardımcı olur.

Eğitimsel düzenlemeler, travma bilincine sahip bakımın bir diğer kritik unsurudur. Otizm, DEHB ve travma arasındaki etkileşimin farkında olmak, okulların stresi en aza indiren ve katılımı teşvik eden stratejiler uygulamasına olanak tanır. Öngörülebilir rutinler, duyusal destekler, esnek teslim tarihleri ve kişiye özel öğrenme planları, çevresel tetikleyicileri azaltır ve dikkat düzenlemesini destekler. Öğrencilerin nörogelişimsel ve duygusal profillerini anlayan eğitimciler, yeniden travmatizasyonu azaltan ve dayanıklılığı artıran şekillerde doğrulama, rehberlik ve müdahale sağlayabilirler.

Vaka çalışmaları, geç teşhis edilen otizmde travmanın derin etkisini göstermektedir. On beş yaşına kadar teşhis konulmayan bir ergen, ilkokul ve ortaokul boyunca sürekli zorbalık ve sosyal dışlanma yaşamıştır. Duygusal düzensizlik, aşırı tetikte olma ve içe kapanma, öğretmenler ve akranlar tarafından davranışsal meydan okuma olarak yorumlanmıştır.

Hem otizm hem de travmayla ilişkili semptomların tespit edildiği kapsamlı bir değerlendirmenin ardından, ergene duygusal düzenleme, bilişsel yeniden yapılandırma ve sosyal beceri geliştirmeye odaklanan kişiye özel bir terapi uygulandı. Zamanla, aşırı tetikte olma hali azaldı, depresif semptomlar azaldı ve bir güvenlik ve öz yeterlilik duygusu oluşmaya başladı. Bu vaka, ruh sağlığı sonuçlarını desteklemede nörogelişimsel farklılıkların ve travmanın ikili olarak tanınmasının önemini vurgulamaktadır.

Başka bir örnek, erken otistik belirtilerine rağmen ergenliğe kadar teşhis konulmayan bir çocukla ilgilidir. İhmalkar bakım ve sosyal dışlanmaya tekrar tekrar maruz kalmak, kalıcı anksiyete, kendini suçlama ve kişilerarası güven sorunları gibi karmaşık travma örüntüleri yaratmıştır. Müdahaleler arasında aile terapisi, bireyselleştirilmiş başa çıkma stratejileri ve hem duyusal hassasiyetleri hem de duygusal düzenlemeyi ele alan okul temelli destekler yer almıştır. Ergen, birkaç ay içinde daha tutarlı bir benlik duygusu geliştirmiş, içselleştirilmiş suçlamayı azaltmış ve olumlu akran ilişkileri kurmaya başlamıştır. Bu vakalar, geç müdahalelerin bile otizm ve travmanın iç içe geçmiş etkilerini ele alarak sonuçları anlamlı bir şekilde iyileştirebileceğini göstermektedir.

Araştırmalar, travmanın otistik bireyler üzerindeki kümülatif etkilerini vurgulamaktadır. Nörobiyolojik çalışmalar, özellikle kritik gelişim dönemlerinde yaşanan kronik stresin stres hormonu düzenlemesini değiştirdiğini, duygusal işlemede rol oynayan beyin bölgelerini etkilediğini ve anksiyete, depresyon ve DEHB gibi birlikte görülen rahatsızlıkları şiddetlendirebileceğini göstermektedir.

Bu fizyolojik mekanizmaların anlaşılması, hem biyolojik hem de psikolojik faktörleri ele alan erken müdahale, çevresel değişiklik ve travmaya duyarlı desteklere olan ihtiyacı güçlendirir.

Otizmli bireylerde travma, genellikle iletişim zorluklarıyla daha da kötüleşir. İster dil gecikmeleri, ister pragmatik iletişim farklılıkları veya aleksitimi nedeniyle olsun, içsel deneyimleri ifade etmede yaşanan zorluk, travmanın tanınmasını ve travmaya yanıt verilmesini engelleyebilir. Bakım verenler ve profesyoneller, uyku düzenindeki değişiklikler, içe kapanma, artan sinirlilik veya rutinlerdeki değişimler gibi ince davranışsal ipuçlarına dikkat etmelidir; çünkü bunlar sıkıntıya işaret edebilir. Erken tanı ve müdahale, travmayla ilişkili semptomların şiddetlenmesini önleyebilir ve uzun vadeli dayanıklılığı destekleyebilir.

Kimlik ve öz-kavram, geç tanı almış otistik bireylerde travma deneyiminin merkezinde yer alır. Ergenler, nörodiverjan kimliklerini önceki reddedilme, yanlış anlaşılma veya ihmal deneyimleriyle uzlaştırmakta zorlanabilirler. Travma odaklı terapi genellikle deneyimlerin doğrulanmasını, güçlü yönlerin tanınmasını ve hem otizmi hem de travmatik geçmişi bütünleştiren tutarlı bir anlatının geliştirilmesini vurgular. Bu süreç, dayanıklılığı teşvik eder, içselleştirilmiş öz-suçlamayı azaltır ve sosyal ve duygusal zorluklarla başa çıkmada bir eylemlilik ve güvenlik duygusu geliştirir.

Sonuç olarak, travma, otizmli bireylerin, özellikle de ileri yaşlarda teşhis konanların hayatlarında önemli ve genellikle yeterince fark edilmeyen bir faktördür. Tekrarlanan zorbalık, ihmal ve sosyal yanlış anlama deneyimleri, TSSB'ye, kronik strese ve karmaşık duygusal düzensizliğe katkıda bulunur.

Otizm ve travmanın etkileşimi, sosyal işlevselliği, akademik performansı, duygusal düzenlemeyi ve ruh sağlığı sonuçlarını etkileyen benzersiz hassasiyetler yaratır. Erken tanı, travmaya duyarlı müdahaleler, aile katılımı, sosyal destek ve eğitim düzenlemeleri, travmanın etkisini azaltmak ve dayanıklılığı geliştirmek için olmazsa olmazdır. Nörogelişimsel farklılıklar ve travmatik deneyimler arasındaki karmaşık etkileşimi anlayarak, bakım verenler, eğitimciler ve klinisyenler, otistik bireylerin iyileşmesini, gelişmesini ve tutarlı bir benlik duygusu geliştirmesini sağlayan kapsamlı, empatik ve etkili destek sağlayabilirler.

Bölüm 20 – Kendine Zarar Verme ve İntihar Eğilimi

Kendine zarar verme ve intihar eğilimi, özellikle çocukluk veya ergenlik döneminde teşhis konulan birçok otistik bireyin hayatındaki acı gerçeklerdir. Kendine zarar verme davranışları, intihar düşünceleri ve tamamlanmış intihar oranları, otistik ergenler ve yetişkinler arasında nörotipik popülasyona kıyasla önemli ölçüde daha yüksektir ve bu durum, nörogelişimsel farklılıklar, ruh sağlığı sorunları ve sosyal deneyimlerin karmaşık etkileşimini yansıtır. Bu davranışlara katkıda bulunan temel faktörleri anlamak, önleme, müdahale ve uzun vadeli refahın teşviki için çok önemlidir. Bu bölüm, mekanizmaları, risk faktörlerini ve koruyucu stratejileri inceleyerek zamanında teşhis, sosyal destek ve kişiye özel ruh sağlığı müdahalelerinin önemini vurgulamaktadır.

Otizmli bireyler sıklıkla strese, duygusal düzensizliğe ve duyusal aşırı yüklemeye karşı artan bir hassasiyet yaşarlar. Bu deneyimler, bazı durumlarda kendine zarar verme davranışlarıyla ifade edilen yoğun bir içsel sıkıntıya yol açabilir. Kendine zarar verme, kendini kesmek, vurmak veya tırmalamaktan, kafayı vurma veya tekrarlayan deri yolma gibi daha incelikli davranışlara kadar birçok farklı biçimde ortaya çıkabilir. Kendine zarar verme, özünde intihara meyilli bir eylem olmasa da, genellikle intihar düşüncesiyle birlikte ortaya çıkar ve hem yoğun bir duygusal acının ifadesi hem de bir öz düzenleme girişimi olarak işlev görebilir. Otizmin, duyguları etiketleme veya sıkıntıyı dile getirmede zorluk gibi nörogelişimsel profili, bireyin içsel acısını sosyal olarak kabul görmüş yollarla iletmekte zorluk çekmesi nedeniyle riske katkıda bulunur.

Geç tanı, artan riskte önemli bir faktördür. Ergenlik veya yetişkinliğe kadar tanı konulmayan bireyler, yıllarca yanlış anlaşılmalara, sosyal dışlanmaya ve nörotipik beklentileri karşılama girişimlerinin başarısızlığına katlanmış olabilirler. Bu deneyimlerin kümülatif etkisi, kronik izolasyon, umutsuzluk ve yetersizlik duygularını besler. Tanı konulmamış veya geç tanı konmuş bireylerde yaygın olan sosyal maskeleme, başka bir kırılganlık katmanı ekler. Maskeleme, sosyal sürtüşmeyi geçici olarak azaltabilse de, bilişsel ve duygusal olarak yorucudur ve uzun süreli maskelemenin tükenmişlik, depresyon ve artan kendine zarar verme davranışlarıyla bağlantılı olduğu görülmüştür. Otizmli özelliklerini yıllarca maskeleyen ergenler, genellikle uzun süredir bastırılmış sıkıntının kendine zarar verme veya intihar düşünceleri şeklinde yüzeye çıktığı gecikmiş bir duygusal hesaplaşma yaşarlar.
Sosyal reddedilme ve zorbalık, kendine zarar verme riskine güçlü katkılarda bulunur. Otizmli gençler, iletişim, duyusal hassasiyetler veya tekrarlayan davranışlardaki farklılıklar nedeniyle sürekli akran tacizinin hedefi olabilir. Öğretmenler, bakıcılar ve akranlar, zorbalığa verilen tepkileri travma ve nörodiverjan işlemenin tezahürleri yerine aşırı duyarlılık veya meydan okuma olarak yanlış yorumlayabilir. Ortaya çıkan sosyal yabancılaşma, yalnızlık ve değersizlik duygularını şiddetlendirerek kendine zarar verme davranışlarına yol açabilir. Bazıları için kendine zarar verme, sosyal acıya yanıt olarak bir başa çıkma mekanizması olarak hizmet eder ve bunaltıcı duygulardan geçici bir kontrol veya rahatlama hissi sağlar.

Duyusal aşırı yüklenme, kendine zarar vermede kritik bir rol oynar. Otizmli bireyler genellikle parlak ışıklar, yüksek sesler, kalabalık alanlar veya dokunsal girdi gibi uyaranlara karşı aşırı hassasiyet yaşarlar. Bu uyaranlar dayanılmaz hale geldiğinde, kalp atış hızında artış, kas gerginliği ve aşırı uyarılma gibi fizyolojik stres tepkileri tetiklenir. Aşırı duyusal sıkıntı anlarında, duyuları düzenlemek, dikkati başka yöne çekmek veya biriken gerilimi azaltmak için kendine zarar verme davranışları kullanılabilir. Duyusal ihtiyaçlarını anlamadan yıllarca ortamlarda gezinen ve geç teşhis konmuş bireylerde, yönetilmeyen aşırı yüklenmenin kümülatif etkisi, kendine zarar verme davranışlarının hem sıklığını hem de şiddetini artırabilir.

Depresyon, anksiyete ve travma sonrası stres bozukluğu (TSSB) gibi ruhsal sağlık sorunları riski daha da artırmaktadır. Geç teşhis konan bireylerde, yıllarca ele alınmamış nörolojik sorunlar, sosyal dışlanma ve travma nedeniyle sıklıkla eş zamanlı ruhsal sağlık sorunları görülmektedir. Özellikle depresyon, intihar düşünceleriyle yakından bağlantılı olan umutsuzluk, değersizlik ve gelecek olasılıklarına dair azalan bir algıya katkıda bulunmaktadır. Özellikle travma veya sosyal dışlanmadan kaynaklanan aşırı tetikte olma hali ile birleşen anksiyete, duygusal sıkıntıyı yoğunlaştırabilir ve başa çıkma mekanizmalarını alt üst edebilir. Genellikle tekrarlayan zorbalık, ihmal veya kötü muameleden kaynaklanan TSSB, aşırı uyarılma ve duygusal düzensizliği şiddetlendirerek kendine zarar verme ve intihar düşünceleri için verimli bir zemin hazırlamaktadır.

Aile dinamikleri ve destek sistemleri risk ve dayanıklılığın kritik belirleyicileridir.

Bakım verenleri tarafından onaylanmama, eleştiri veya yanlış anlaşılma yaşayan otistik ergenler, kendileri hakkında olumsuz inançları içselleştirerek yetersizlik ve izolasyon duygularını pekiştirebilirler. Tersine, bireyin nörodiverjan kimliğini kabul eden ve onaylayan, duygusal destek sağlayan ve ruh sağlığı uzmanlarıyla iş birliği yapan aileler, kırılganlığı azaltabilir. Destekleyici ilişkiler, sıkıntının yoğunluğuna karşı tampon görevi görür, uyarlanabilir başa çıkma stratejilerini teşvik eder ve kendine zarar verme dürtüsü veya intihar düşünceleri yaşayan bireyler için bir güvenlik ağı sağlar. Aile katılımının koruyucu etkisi, otizm tanılarını tutarlı bir öz-kavramla bütünleştirme konusunda genellikle rehberliğe ihtiyaç duyan geç tanı almış bireyler için özellikle belirgindir.

Eğitim ortamları kendine zarar verme riskini önemli ölçüde artırmaktadır. Nöroçeşitlilik ihtiyaçlarını karşılamayan, zorbalıkla mücadele etmeyen veya yapılandırılmış destek sağlamayan okullar stresi, yetersizlik duygularını ve sosyal izolasyonu şiddetlendirir. Otizmli gençler, tekrarlayan akademik başarısızlık, eğitimcilerden eleştiri veya akran gruplarından dışlanma gibi sorunlar yaşayabilir ve bunların hepsi kendini suçlama ve umutsuzluk duygularını pekiştirir. Tersine, öngörülebilir rutinler, duyusal uyum sağlama, bireyselleştirilmiş destek ve sosyal-duygusal öğrenme programları gibi travmaya duyarlı, nöroçeşitlilik farkındalığına sahip uygulamalar uygulayan okullar, çevresel stres faktörlerini azaltır ve dayanıklılığı teşvik eder. Sıkıntı ve kendine zarar verme davranışlarının belirtilerini tanımak üzere eğitilmiş eğitimciler, erken müdahale ederek durumun tırmanmasını önleyebilir ve profesyonel desteğe erişimi kolaylaştırabilir.

Terapötik müdahaleler, otistik bireylerde kendine zarar verme ve intihar eğilimini ele almada merkezi bir rol oynar. Otizme uyarlanmış bilişsel davranışçı terapi (BDT), bireylerin tetikleyicileri belirlemesine, uyumsuz düşünce kalıplarını fark etmesine ve alternatif başa çıkma stratejileri geliştirmesine yardımcı olur. Diyalektik davranışçı terapi (DBT), özellikle duygusal düzenleme, sıkıntı toleransı, farkındalık ve kişilerarası etkinlik gibi becerilerin öğretiminde etkililik göstermiştir. Travma bilgili terapi, altta yatan travmatik deneyimleri ele alır, duygusal tepkileri doğrular ve sıkıntının güvenli bir şekilde ifade edilmesini teşvik eder. Bazı kişilerde, eş zamanlı depresyon, anksiyete veya DEHB'yi hedef alan farmakolojik müdahaleler, davranışçı terapi ile birlikte düşünülebilir ve ek stabilizasyon ve semptom rahatlaması sağlayabilir. Kendine zarar verme riskinde nörogelişimsel, duygusal ve sosyal faktörlerin karmaşık etkileşimi nedeniyle entegre, bireyselleştirilmiş yaklaşımlar esastır.

Akran ilişkileri ve sosyal destekler koruyucu faktörler olarak işlev görebilir. Akranları, akıl hocaları veya destek gruplarıyla anlamlı bağlantılar kuran otistik ergenler, izolasyon duygularını azaltır ve deneyimlerinin daha fazla onaylandığını hissederler. Nörodiverjan özellikleri anlayan akran toplulukları, başa çıkma stratejilerini paylaşma, dayanıklılığı modelleme ve aidiyet duygusu geliştirme fırsatları sunar. Geç tanı almış bireyler için, benzer deneyimler yaşamış diğer kişilerle bağlantı kurmak, mücadeleleri normalleştirdiği ve sıkıntıyla başa çıkmak için uyarlanabilir stratejilere dair içgörü sağladığı için özellikle terapötiktir. Sosyal destek ağları, kendine zarar verme dürtülerinin yoğunluğuna karşı tampon görevi görür ve intihar düşüncelerinin eyleme dönüşme olasılığını azaltır.

Vaka örnekleri, kendine zarar verme ve intihara giden çeşitli yolları göstermektedir. On altı yaşına kadar teşhis konulmamış bir ergen, yıllarca zorbalık ve sosyal izolasyona katlanmıştı. Duygusal düzensizlik, artan anksiyete ve kronik duyusal aşırı yüklenme, tekrarlayan kesme davranışlarına katkıda bulunmuştu. Kapsamlı bir değerlendirme ve travma odaklı terapi, duygusal düzenleme için bilişsel davranışçı terapi, duyusal uyum sağlama ve aile desteği de dahil olmak üzere hedefli bir müdahale planının ardından, kendine zarar verme davranışları giderek azaldı. Ergen, alternatif başa çıkma mekanizmaları geliştirdi, duygusal okuryazarlığı gelişti ve öz denetim duygusunu geri kazandı; bu da geç teşhis konulduktan sonra bile olumlu sonuçlar elde etme potansiyelini gösterdi.
Başka bir vaka, on sekiz yaşında otizm teşhisi konan ve ergenlik döneminin başlarından beri tekrar tekrar kendine zarar veren genç bir yetişkinle ilgiliydi. Kronik depresyon, sosyal dışlanma ve sürekli maskeleme davranışları, duygusal sıkıntıyı yoğunlaştırmıştı. Müdahaleler, güvenlik planlaması, hem otizm hem de travmayla ilişkili sıkıntıyı ele alan terapi ve eğitim ve istihdamda yapılandırılmış desteklere odaklanmıştı. Zamanla, kendine zarar verme davranışları azaldı, intihar düşünceleri işbirlikçi güvenlik planlamasıyla yönetildi ve birey, öz farkındalığının arttığını, utancının azaldığını ve başa çıkma stratejilerinde iyileşme olduğunu bildirdi. Bu örnekler, hem nörogelişimsel hem de ruhsal sağlık faktörlerini ele alan, kişiye özel ve kapsamlı müdahalelerin gerekliliğini vurgulamaktadır.
Araştırmalar, maskeleme, tükenmişlik ve kendine zarar verme arasındaki karmaşık ilişkiyi vurguluyor.

Sosyal beklentileri karşılamak için otistik özelliklerini maskeleyen ergenler, muazzam bilişsel ve duygusal çaba harcarlar; bu da bitkinliğe ve duygusal düzensizlik riskinin artmasına yol açar. Geç tanı konulduğunda, yıllarca süren maskeleme, bazen kendine zarar verme veya intihar düşünceleriyle ifade edilen ani bir sıkıntı artışıyla sonuçlanır. Tükenmişlik belirtilerini fark etmek ve altta yatan nörogelişimsel farklılıkları ele almak, stresi azaltan ve adaptif başa çıkma stratejilerini destekleyen hedefli destekler sağlayarak önleme açısından kritik öneme sahiptir.

Erken müdahale ve proaktif stratejiler, riski azaltmada hayati önem taşır. Otizmli bireylerin özelliklerini belirlemek, uyum sağlamak, sosyal becerileri geliştirmek ve eş zamanlı ruhsal sağlık sorunlarını ele almak, kendine zarar verme olasılığını önemli ölçüde azaltabilir. Eğitimciler, bakıcılar ve klinisyenler, uyarı işaretlerini izleme, deneyimleri doğrulama ve yapılandırılmış destekleri uygulama konusunda hayati bir rol oynarlar. Geç teşhis konmuş bireyler için müdahale, hem kümülatif duygusal sıkıntıyı ele almayı hem de devam eden zorluklarla başa çıkmak için stratejiler oluşturmayı, beceri geliştirmeyi, sosyal desteği ve duygusal dayanıklılığı vurgulamayı içerir.

Koruyucu faktörler arasında güçlü sosyal destek, duygusal onay, etkili başa çıkma becerileri ve olumlu öz algı yer alır. Aileden, akranlardan ve profesyonellerden anlayış ve kabul gören otistik ergenlerde kendine zarar verme ve intihar davranışları daha düşük oranlarda görülmektedir.

İlgi, ustalık ve özerklik geliştirme fırsatları, yetkinlik ve eylemlilik duygusuna katkıda bulunur. Duygusal düzenleme, problem çözme ve iletişim becerileri, bunaltıcı sıkıntılara karşı savunmasızlığı azaltır.

Travma bilincine sahip bakım, kişiye özel düzenlemeler ve proaktif ruh sağlığı müdahaleleri, dayanıklılığı bir arada güçlendirerek, bireysel beceri geliştirmenin yanı sıra çevresel değişikliğin de önemini vurgular.

Nöroçeşitlilik konusunda eğitim, bakım verenler, eğitimciler ve bireyler için hayati önem taşır. Otizmli ergenlerin kendine özgü zorluklarını ve güçlü yönlerini anlamak, kendine zarar verme davranışları için bir bağlam sağlar, damgalanmayı azaltır ve şefkatli müdahaleyi teşvik eder. Otizm, geç teşhis, travma ve ruh sağlığı sorunları arasındaki etkileşimin farkında olmak, aileleri ve profesyonelleri önleyici tedbirler almaya, erken uyarı işaretlerini fark etmeye ve zamanında destek sağlamaya teşvik eder. Bilgi, empatiyi besler, izolasyonu azaltır ve hem terapötik hem de çevresel stratejilerin etkinliğini artırır.

Sonuç olarak, kendine zarar verme ve intihar eğilimi, özellikle ileri yaşlarda teşhis konulan otistik ergenler ve yetişkinler için kritik endişelerdir. Sosyal reddedilme, duyusal aşırı yüklenme, duygusal düzensizlik, ruh sağlığı sorunları ve maskeleme davranışlarının bir araya gelmesi, kapsamlı bir anlayış ve müdahale gerektiren yüksek riskli bir ortam yaratır.

Destekleyici ilişkiler, bireyselleştirilmiş terapötik müdahaleler, düzenlemeler, beceri geliştirme ve nörodiverjan kimliğin doğrulanması gibi koruyucu faktörler, riski azaltmada ve dayanıklılığı geliştirmede esastır.

Nörogelişimsel farklılıklara ilişkin farkındalığın travmaya duyarlı ruh sağlığı bakımıyla bütünleştirilmesiyle, bakım verenler, eğitimciler ve klinisyenler otistik bireylerde kendine zarar vermeyi azaltmak, intihar düşüncelerini yönetmek ve uzun vadeli duygusal refahı teşvik etmek için gerekli rehberliği, desteği ve araçları sağlayabilirler.

Bölüm 21 – Erken Müdahalenin Gücü

Erken müdahale, otistik çocuklar için uzun vadeli sonuçların en önemli belirleyicilerinden biri olarak uzun zamandır kabul edilmektedir. Prensip basittir: Destekler ne kadar erken başlatılırsa, çocuğun doğal gelişimsel yörüngesi uyarlanabilir işlevselliğe, duygusal düzenlemeye ve sosyal etkileşime o kadar etkili bir şekilde yönlendirilebilir. Yaşamın ilk yılları, beynin uyarılmaya, öğrenmeye ve çevresel etkilere son derece duyarlı olduğu bir dönem olan olağanüstü sinirsel esneklikle işaretlenir. Bu kritik pencereden yararlanarak, konuşma-dil terapisi, ergoterapi, davranışsal müdahaleler ve sosyal-duygusal eğitim gibi terapiler, gelişimsel sonuçları derinden şekillendirebilir, ileride ruh sağlığı sorunları yaşama olasılığını azaltabilir ve genel yaşam kalitesini artırabilir.

Aileler erken teşhis anını genellikle rahatlama ve aciliyet duygusunun birleşimi olarak tanımlar. Çocuklarının göz temasında, konuşmasında veya oyununda farklılıklar fark eden ebeveynler, aylarca hatta yıllarca belirsizlik içinde açıklamalar ve rehberlik arayışında bulunabilirler. Teşhis konulduktan sonra, bunaltıcı da olsa bir yol açılır.

Hangi terapilerin uygulanacağı, günlük rutinlerin nasıl yapılandırılacağı ve müdahalenin sıradan çocukluk deneyimleriyle nasıl dengeleneceği gibi sorular hemen ortaya çıkıyor.

Böyle anlarda erken müdahaleyi destekleyen kanıtlar hem güvence hem de yönlendirme sağlar: Desteğe erken başlamak, çocuğun daha sonraki zorluklara karşı tampon görevi görecek kritik beceriler ve uyarlanabilir stratejiler geliştirme olasılığını önemli ölçüde artırır.

Konuşma ve dil terapisi, genellikle küçük otistik çocuklar için önerilen ilk müdahaleler arasındadır. Gecikmiş konuşmadan pragmatik dil kullanımındaki zorluklara kadar uzanan iletişim zorlukları, sosyal entegrasyonu ve duygusal gelişimi derinden etkileyebilir. Konuşma-dil patologları, hedefleri çocuğun mevcut yeteneklerine ve uzun vadeli potansiyeline göre uyarlayarak ifade edici ve alıcı iletişimi geliştirmek için çalışırlar. Teknikler genellikle uygun dili modellemeyi, yapılandırılmış oyun yoluyla kelime dağarcığı oluşturmayı ve resimli çizelgeler veya iletişim panoları gibi görsel destekleri kullanmayı içerir. Sözel olmayan çocuklarda, ihtiyaçları ifade etme, seçim yapma ve sosyal etkileşim kurma araçları sunan destekleyici ve alternatif iletişim (AAC) cihazları tanıtılabilir. Bu desteklere erken erişim, çocukların bakım verenler, akranları ve eğitimcilerle daha etkili etkileşim kurmasını sağlar; bu da hayal kırıklığını azaltır, sosyal karşılıklılığı teşvik eder ve gelecekteki öğrenme için temel oluşturur. Mesleki terapi (OT), otizmli çocuklarda yaygın olarak görülen duyusal, motor ve öz bakım sorunlarını ele alır. Sese, dokunmaya veya harekete karşı aşırı duyarlılık gibi duyusal işleme farklılıkları günlük stres yaratabilir ve rutinlere katılımı engelleyebilir.

Ergoterapistler, her çocuğun duyusal profilini değerlendirir ve ağırlıklı battaniyelerden gürültü önleyici kulaklıklara ve günlük aktivitelere entegre edilmiş yapılandırılmış duyusal diyetlere kadar duyusal girdiyi yönetmek için stratejiler uygular. Yazma, beslenme ve giyinme gibi görevler için kritik öneme sahip ince motor gelişimi, hedefli egzersizler, uyarlanabilir ekipmanlar ve oyun temelli müdahalelerle ele alınır. Erken OT, işlevsel bağımsızlığı artırmakla kalmaz, aynı zamanda duygusal düzensizliğe ve davranış sorunlarına katkıda bulunabilen stres ve hayal kırıklığını da azaltır. Aileler genellikle erken OT alan çocukların daha sakin, daha ilgili ve günlük rutinleri daha iyi yönetebildiğini ve bunun da beceri gelişimi için olumlu bir geri bildirim döngüsünü güçlendirdiğini bildirmektedir.

Davranışsal müdahaleler, özellikle de uygulamalı davranış analizine (ABA) dayananlar, erken müdahale stratejilerinin merkezinde yer alır. ABA, yapılandırılmış pekiştirme yoluyla işlevsel becerileri öğretmeye, karmaşık görevleri yönetilebilir adımlara bölmeye ve uyumsuz davranışları azaltırken uyumsal davranışları sistematik olarak teşvik etmeye odaklanır. Vurgu, her çocuğun gelişim düzeyine ve ihtiyaçlarına göre uyarlanmış hedeflerle bireyselleştirilmiş programlamaya yapılır. Erken davranışsal müdahaleler, iletişimi, sosyal etkileşimi, oyun becerilerini ve uyumsal işlevselliği iyileştirmede sürekli olarak etkililik göstermiştir. Daha da önemlisi, çocuğun ilgi alanlarına ve duygusal durumuna duyarlılık ve saygıyla uygulandığında, bu müdahaleler hem etkili hem de ilgi çekici olabilir ve öz saygıyı ve motivasyonu destekleyen bir ustalık ve başarı duygusu yaratabilir.

Sosyal-duygusal eğitim, iletişim, duyusal ve davranışsal müdahalelerin kritik bir tamamlayıcısıdır. Otizmli çocuklar genellikle sosyal ipuçlarını tanıma ve bunlara yanıt verme, duyguları yönetme ve akran ilişkileri kurma konusunda zorluk çekerler. Erken müdahale programları, sosyal biliş, bakış açısı edinme ve duygusal düzenleme becerilerini geliştirmek için tasarlanmış etkinlikleri içerir. Rol yapma, sosyal hikâyeler ve yapılandırılmış akran etkileşimleri, çocukların sosyal durumlarda yol almayı, sözel olmayan ipuçlarını yorumlamayı ve duygularını uyarlanabilir yollarla ifade etmeyi öğrenmelerine yardımcı olur. Bu becerilere erken yaşta değinilerek, çocuklar anlamlı ilişkiler için bir temel oluşturur ve bu da ileride sosyal izolasyon ve buna bağlı duygusal zorlukların olasılığını azaltır. Aileler, sosyal-duygusal eğitim alan çocukların özgüvenlerinin arttığını, akranları ve kardeşleriyle etkileşimlerinin geliştiğini ve paylaşılan aktivitelerden daha fazla keyif aldıklarını bildirmektedir.

Ebeveyn katılımı, etkili erken müdahalenin temel taşlarından biridir. Terapistler, ebeveynlerin günlük rutinlerindeki becerilerini pekiştirebilmeleri için rehberlik, modelleme ve koçluk sağlar. Oyun sırasında nesneleri etiketlemek, ortak dikkati teşvik etmek veya yemek sırasında yapılandırılmış seçenekler sunmak gibi basit stratejiler, resmi terapi seanslarının etkisini artırabilir. Çocuklarının gelişimini destekleme konusunda kendini donanımlı hisseden ebeveynler daha az stres, artan özgüven ve daha güçlü bir etki duygusu yaşarlar. Aileler ve profesyoneller arasındaki iş birliğine dayalı ilişkiler, becerilerin genelleştirilmesi ve ilerlemenin sürdürülmesi için kritik öneme sahip olan ev, okul ve terapi ortamlarında tutarlılığı sağlar.

Müdahalenin tutarlılığı ve yoğunluğu önemlidir. Araştırmalar, düzenli ve yapılandırılmış terapi seansları (genellikle haftada birkaç saat) alan çocukların, ara sıra veya minimum destek alan çocuklara göre daha hızlı ilerleme kaydettiğini göstermektedir. Bu, terapinin bir çocuğun hayatına hakim olması gerektiği anlamına gelmez; aksine, beceri geliştirmeyi öngörülebilir bir rutine entegre etmenin, yapılandırılmış müdahaleyi oyun, keşif ve aile bağlarıyla dengelemenin değerini vurgular. Erken ve tutarlı bir katılım, sosyal biliş, iletişim ve duygusal düzenleme ile ilişkili sinir yollarını güçlendirerek ergenlik ve yetişkinliğe kadar uzanan uzun süreli faydalar sağlar.

Erken müdahalenin ruh sağlığı için önleyici bir değeri de vardır. Zamanında destek alan çocukların, tekrarlayan sosyal başarısızlıklar, iletişimsizlik veya duyusal bunalımla ilişkili kronik stresi yaşama olasılığı daha düşüktür. Erken müdahale, sosyal ve duygusal zorluklarla başa çıkmak için araçlar sağlayarak, geç teşhis konmuş bireylerde sıklıkla görülen anksiyete, depresyon ve diğer ruh sağlığı sorunları riskini azaltır. Çocuklar ihtiyaçlarını anladıklarında, etkili iletişim kurduklarında ve akranlarıyla olumlu etkileşim kurduklarında, kendine zarar verme, sosyal geri çekilme ve içselleştirme bozukluklarının ortaya çıkmasına karşı koruyucu olan bir yeterlilik ve aidiyet duygusu geliştirirler.

Kültürel ve sistemik faktörler erken müdahaleye erişimi etkiler. Sosyoekonomik durum, coğrafi konum ve otizm farkındalığı, çocukların zamanında değerlendirme ve hizmet alıp almayacağını belirleyebilir.

Hizmet yetersizliği çeken topluluklardaki aileler genellikle uzun bekleme listeleri, eğitimli uzmanların sınırlı erişimi ve finansal kısıtlamalar gibi engellerle karşı karşıya kalmaktadır. Erken teşhis kampanyaları, bakım veren eğitimi ve politika girişimleri, bu eşitsizliklerin giderilmesi için hayati önem taşımaktadır. Çocuklar ne kadar erken değerlendirilir ve müdahalelere ne kadar erken dahil edilirse, olumlu gelişimsel sonuçlar elde etme potansiyeli o kadar artar ve bu da erişilebilir ve eşitlikçi erken müdahale programlarının toplumsal önemini vurgular.

Vaka örnekleri, erken müdahalenin dönüştürücü gücünü göstermektedir. On sekiz aylıkken konuşma gecikmesi ve sınırlı göz teması nedeniyle teşhis konulan bir çocuğa, konuşma terapisi, ergoterapi ve yapılandırılmış davranışsal destek kombinasyonu uygulandı. Aylar içinde ifade edici dil gelişti, sosyal rutinlere katılım arttı ve hayal kırıklığı kaynaklı çöküntüler azaldı. Dört yaşına geldiğinde çocuk grup aktivitelerine katılıyor, ihtiyaçlarını etkili bir şekilde iletebiliyor ve akademik öğrenme için temel becerileri sergiliyordu. Aileler genellikle erken kazanımların iyimserliği beslediğini, devam eden terapiye bağlılığı pekiştirdiğini ve belirsiz bir yolculukta kontrol duygusu sağladığını bildiriyor.

Bir diğer örnek, iki yaşında müdahaleye ihtiyaç duyduğu belirlenen, belirgin duyusal hassasiyetleri ve kaygıları olan bir çocukla ilgiliydi. Mesleki terapi, dokunsal savunmacılık ve motor koordinasyonunu ele alırken, davranışsal ve sosyal-duygusal müdahaleler rutinlere, sıra almaya ve duygusal etiketlemeye odaklandı.

Ebeveynlere erken dönemde verilen koçluk, evde tutarlı bir pekiştirmeyi mümkün kılarak, çöküntüleri azalttı ve uyum becerilerini geliştirdi.

Anaokuluna gelindiğinde çocuk, artan bağımsızlık, akranlarıyla işbirlikçi oyun ve yeni durumlarda yol alma konusunda özgüven sergilemiştir. Bu örnekler, erken ve koordineli müdahalenin gelişimsel süreçleri nasıl şekillendirdiğini ve ileride karşılaşılabilecek zorluklara karşı koruyucu faktörler olarak hizmet eden becerileri nasıl geliştirdiğini göstermektedir.

Kanıta dayalı programlar bireyselleştirme ve esnekliğe vurgu yapar. Tek bir yaklaşım tüm çocuklara uygun değildir; etkili müdahale, her çocuğun profiline, güçlü yönlerine ve ihtiyaç alanlarına göre uyarlanmış terapilerin bir kombinasyonunu içerir. Hedeflerin sürekli izlenmesi ve ayarlanması, terapinin çocuğun gelişimiyle birlikte gelişmesini, güncelliğini korumasını ve etkisini en üst düzeye çıkarmasını sağlar. Çocuklarının gelişimini gözlemleyen aileler genellikle öğrenme, iletişim ve duygusal düzenleme mekanizmaları hakkında bilgi edinir ve bu da onların aktif olarak katılımını ve stratejilerini gerçek dünya koşullarına uyarlamalarını sağlar.

Erken müdahale, uzun vadeli işlevsel sonuçlarla da bağlantılıdır. Zamanında destek alan çocuklar, okul yıllarında daha yüksek düzeyde bağımsızlık, gelişmiş akademik başarı ve daha iyi sosyal entegrasyon gösterirler. Erken çocukluk döneminde geliştirilen beceriler (iletişim, öz bakım, duygusal düzenleme ve sosyal etkileşim), ergenlik ve yetişkinlikteki işlevselliğin temelini oluşturur. Koruyucu etkiler, beceri ediniminin ötesine geçer; erken yaşta başarı elde eden çocuklar, ergenlik ve yetişkinlik dönemindeki zorlukların üstesinden gelmek için gerekli olan öz yeterlilik, dayanıklılık ve özgüven geliştirirler.

Multidisipliner ekiplerin işbirliği erken müdahalenin etkinliğini artırır.

Konuşma terapistleri, ergoterapistler, davranış uzmanları, psikologlar, eğitimciler ve aileler, tutarlı ve tutarlı stratejiler oluşturmak için birlikte çalışırlar. Koordineli planlama, kafa karışıklığını azaltır, müdahalelerin birbirini desteklemesini sağlar ve çabaların tekrarlanmasını önler. Düzenli iletişim ve ilerleme takibi, ekiplerin başarıları kutlamasına, ortaya çıkan ihtiyaçları belirlemesine ve zamanında ayarlamalar yapmasına olanak tanır; böylece erken müdahalenin faydalarını en üst düzeye çıkaran dinamik ve duyarlı bir destek sistemi oluşturulur.

Aileler üzerindeki duygusal etki hafife alınmamalıdır. Erken müdahale, belirsizliği bir eylem planına dönüştürerek umut, yapı ve uygulanabilir adımlar sunar. Ebeveynler, çocuklarını nasıl destekleyeceklerini, ölçülebilir ilerlemeye nasıl tanık olacaklarını ve terapiye nasıl aktif olarak katılacaklarını anladıklarında kaygılarının azaldığını bildirmektedir. Kardeşler de erken müdahaleden faydalanır; çünkü yapılandırılmış destekler aile stresini azaltır, olumlu etkileşimleri teşvik eder ve nöroçeşitliliğin anlaşılmasını destekler. Erken müdahalenin bütünsel faydaları, aile sistemlerine yayılarak gelişimsel kazanımları güçlendiren destekleyici bir ortam yaratır.

Sonuç olarak, erken müdahalenin gücü, kritik gelişim dönemlerinde beynin esnekliğini kullanma ve uzun vadeli sonuçları şekillendiren beceriler, stratejiler ve destekler sağlama becerisinde yatmaktadır. Konuşma terapisi, ergoterapi, davranışsal müdahaleler ve sosyal-duygusal eğitim, iletişim, duyusal işleme, duygusal düzenleme ve sosyal katılımı birlikte ele alır.

Ebeveyn katılımı, tutarlılık, kişiye özel programlama ve profesyoneller arasındaki iş birliği bu faydaları daha da artırır. Erken müdahale, ileride ortaya çıkabilecek ruh sağlığı sorunlarının olasılığını azaltır, dayanıklılığı artırır ve bağımsızlığı, özgüveni ve sosyal entegrasyonu destekler. Otizmli bireylerin özelliklerini erken teşhis ederek, kanıta dayalı müdahaleler başlatarak ve destekleyici bir ortam sağlayarak, aileler ve profesyoneller yaşam boyu öğrenme, refah ve tatmin için bir temel oluştururlar.

Bölüm 22 – Ergenlerde Dayanıklılık Oluşturma

Ergenlik, dönüşüm, kimlik oluşumu ve artan sosyal ve duygusal taleplerle dolu bir dönemdir. Otizmli gençler, özellikle de çocuklukta daha geç teşhis konanlar için bu yıllar hem zorlu hem de kritik olabilir. Nörodiverjan özellikler, sosyal beklentiler ve ortaya çıkan benlik kavramı arasındaki etkileşim, stres, yanlış anlama ve zihinsel sağlık sorunlarının bir araya geldiği bir ortam yaratır. Dayanıklılık oluşturmak yalnızca arzu edilen bir hedef değil, aynı zamanda ergenlerin akademik baskılar, sosyal dinamikler ve içsel duygusal zorluklarla başa çıkmalarını sağlarken kaygı, depresyon ve kendine zarar verme riskini azaltan temel bir hedef haline gelir. Bu bağlamda dayanıklılık, "otizmin üstesinden gelmek" veya nörotipik standartlara uymaya zorlamakla ilgili değildir. Aksine, güçlü yönleri fark etme, zorluklara uyum sağlama, kimlik duygusunu koruma ve gerektiğinde destek arama kapasitesidir.

Dayanıklılığa giden yolculuk genellikle anlayışla başlar. Geç otizm teşhisi alan ergenler sıklıkla rahatlama ve keder karışımı yaşarlar. Farklılıklarının kabul edildiğini hissedebilirler, ancak aynı zamanda yanlış anlaşılma, başarısız beklentiler ve sosyal dışlanma nedeniyle kaybettikleri yılların yasını tutabilirler. Bu duygular doğaldır ve kabul edilmeyi gerektirir.

Terapistler ve bakıcılar, ergenlerin bu duyguları yargılamadan keşfedebilecekleri güvenli bir ortam yaratmak için çalışırlar. Günlük tutma, rehberli düşünme ve yapılandırılmış sohbetler, kafa karışıklığı, öfke veya üzüntüyü ifade etmek için çıkış yolları sunarak ergenin tanıyı gelişen benlik kavramına entegre etmesine olanak tanır. Bu anlama süreci, dayanıklılığın temelini oluşturarak ergenlerin zorlukları aşılmaz değil, aşılabilir olarak görmelerine yardımcı olur.

Aile desteği, dayanıklılığın geliştirilmesinde merkezi bir rol oynar. Ebeveynler ve bakım verenler, savunucu, rehber ve duygusal onay kaynağı olarak hareket ederler. Aileler, ergenin nörodiverjan profilini kabul ederek, farklılıkların eksiklik olmadığı ve sosyal etkileşim, duyusal işleme veya yönetici işlevlerle ilgili zorlukların kişisel başarısızlıklar olmadığı konusunda güvence sağlarlar. Yapılandırılmış rutinler, öngörülebilir ortamlar ve net iletişim stratejileri, günlük stres faktörlerini azaltır ve istikrar duygusunu güçlendirir. Özerkliği teşvik eden, seçenekler sunan ve güçlü yönleri kutlayan aileler, yetkinliği ve öz yeterliliği besler. Ergenler sürekli destek ve savunuculuk gördüklerinde, dış baskılara ve içselleştirilmiş öz eleştiriye karşı koruyucu hale gelen bir değer ve eylemlilik duygusunu içselleştirirler.

Okullar, dayanıklılık oluşturmanın bir diğer kritik alanıdır. Akademik ortamlar genellikle hem stres kaynağı hem de gelişim fırsatı olarak hizmet eder. Geç tanı alan ergenler, nörotipik beklentileri karşılamaya çalışarak yıllarca çabalamış olabilirler; bu da hayal kırıklığına, düşük öz saygıya ve kaygıya yol açar.

Bireyselleştirilmiş öğrenme planları, duyusal düzenlemeler, esnek çalışma saatleri ve danışmanlığa erişim gibi eğitimsel destekler, bu stres faktörlerinin azaltılmasına yardımcı olur. Nöroçeşitlilik bilincine sahip uygulamalar konusunda eğitimli öğretmenler, ergeni bunaltmadan zorlukları sürdürecek şekilde doğrulama sağlar, güçlü yönleri tanır ve beklentileri ayarlar. Akran eğitimi ve zorbalık karşıtı girişimler de kabullenmeyi teşvik ederek, izolasyonu azaltarak ve kapsayıcı sosyal ortamları teşvik ederek katkıda bulunur. Sosyal-duygusal öğrenmeyi akademik eğitimle bütünleştiren okullar, ergenlere stresle başa çıkma, duyguları düzenleme ve karmaşık sosyal ortamlarda gezinme araçları sağlar.

Ergenlik döneminde akran ilişkileri özellikle etkilidir. Arkadaşlıklar sosyal öğrenme, duygusal destek ve kimlik keşfi için fırsatlar sunar. Kişilik özelliklerini gizlemeyi veya kamufle etmeyi öğrenen otistik gençler, gerçek bağlar kurmakta zorlanabilir ve bu da sosyal kaygı ve depresyona karşı duyarlılığı artırabilir. Ergenlerin ortak ilgi alanlarına veya benzer nörodiverjan deneyimlere sahip akranlarıyla tanışabilecekleri ortamlar sağlamak bu engelleri azaltır. Ders dışı etkinlikler, ilgi alanına dayalı kulüpler ve çevrimiçi topluluklar, aidiyet ve yeterlilik duygusunu geliştirerek sosyal etkileşim için güvenli alanlar sunar. Bu destekleyici ağlar içinde ergenler iletişim becerilerini geliştirebilir, çatışmaları çözebilir ve sosyal yeteneklerine güven geliştirebilir, bu da genel dayanıklılıklarına katkıda bulunabilir.

Terapötik müdahaleler, hem içsel hem de dışsal stres faktörlerini ele almak için olmazsa olmazdır. Otizme uyarlanmış bilişsel-davranışçı terapi (BDT), ergenlerin uyumsuz düşünce kalıplarını belirlemelerine, başa çıkma stratejileri geliştirmelerine ve zorlukları yapıcı yollarla yeniden çerçevelemelerine yardımcı olur. Teknikler, duygu tanıma, problem çözme ve öz düzenlemeye odaklanarak ergenlerin strese bunalmak yerine adaptif bir şekilde yanıt vermelerini sağlar. Diyalektik davranışçı terapi (DBT), yoğun duyguları yönetme, sıkıntıya tahammül etme ve kişilerarası etkinliği sürdürme becerileri kazandırır. Terapistler ayrıca ergenlerle kimlik oluşturma konusunda çalışarak, nörodiverjan özelliklerini toplumsal beklentiler ve kişisel özlemlerle uzlaştırmalarına yardımcı olur. Beceri geliştirmeyi öz anlayışla birleştiren terapötik müdahaleler, ergenlere zorluklarla proaktif bir şekilde yüzleşmeleri için hem araçlar hem de özgüven kazandırır.

Duyusal hassasiyetleri yönetmek ve duygusal tepkileri düzenlemek, dayanıklılığın hayati bileşenleridir. Ergenler, duyusal eşiklerini zorlayan ortamlarla karşılaşabilirler; gürültülü sınıflar, kalabalık sosyal etkinlikler veya kaotik kamusal alanlar. Planlı molalar, gürültü önleyici kulaklıklar, stres giderici oyuncaklar ve yapılandırılmış rutinler gibi stratejiler, duyusal stresi azaltır ve kaygı veya hayal kırıklığına dönüşmesini önler. Artan sinirlilik, içe kapanma veya ajitasyon gibi duyusal aşırı yüklenmenin erken belirtilerini fark etmek, ergenlerin ve bakım verenlerin sıkıntı yoğunlaşmadan önce müdahale etmelerini sağlar. Zamanla ergenler, tetikleyicilerinin, kendi kendilerini sakinleştirme tekniklerinin ve destek arama stratejilerinin farkına vararak dayanıklılığın temelini oluşturan bir kontrol duygusu yaratırlar.

Güçlü yönlere ve ilgi alanlarına odaklanmak da aynı derecede önemlidir. Otizmli ergenler genellikle örüntü tanıma, ayrıntılara dikkat etme, yaratıcılık veya uzmanlık bilgisi gibi alanlarda olağanüstü yetenekler sergilerler. Bu güçlü yönlerle etkileşimi teşvik etmek, yetkinliği, öz saygıyı ve içsel motivasyonu besler. Mentorluk programları, beceri temelli atölyeler ve proje tabanlı öğrenme fırsatları, ergenlerin ilgi alanlarını keşfetmelerine, ustalık kazanmalarına ve eksiklikler yerine yeteneklerinin farkına varmalarına olanak tanır. Güçlü yönlerin olumlu bir şekilde pekiştirilmesi, sosyal ve akademik beklentilerle ilişkili zorlukları dengeleyerek öz güven ve uyumlu başa çıkma için bir temel oluşturur. Çocukluktan ergenliğe geçiş, bağımsızlık ve özyönetim konusunda artan beklentileri beraberinde getirir. Yönetici işlev becerileri (planlama, organizasyon, zaman yönetimi ve görev başlatma) otistik ergenlerin, özellikle geç teşhis konulduğunda zorlanabilecekleri alanlardır. Görsel programlar, kontrol listeleri, dijital hatırlatıcılar ve koçluk gibi hedefli destekler, ergenlerin stresi azaltırken özerklik geliştirmelerine yardımcı olur. Düzenlemeler için savunuculuk yapmayı, gerektiğinde yardım istemeyi ve karmaşık görevleri yönetilebilir adımlara bölmeyi öğrenmek, dayanıklılığı güçlendirir ve ergenleri lise, yüksek öğrenim veya erken istihdamın gerekliliklerine hazırlar. Özyönetim becerileri, ergenlere sistemlerde gezinme, zorluklarla başa çıkma ve öz yeterliliklerini koruma gücü verir.

Dayanıklılık oluşturmak için ruh sağlığı takibi kritik öneme sahiptir. Yıllarca yanlış anlaşılma, zorbalık veya sosyal izolasyon yaşayan ergenler, kaygı, depresyon ve kendine zarar verme açısından daha yüksek risk altındadır.

Rutin tarama, danışmanlığa erişim ve ortaya çıkan ruh sağlığı sorunlarına erken müdahale, zamanında destek sağlar ve sorunların tırmanmasını azaltır. Ergenler, bakıcılar, eğitimciler veya klinisyenlerle zorlukları tartışma konusunda rehberlik de dahil olmak üzere, bakıma erişim için net yollardan faydalanırlar. Aileler ve okullar içinde ruh sağlığı desteğinin normalleştirilmesi, yardım aramanın utanç verici olmaktan ziyade uyum sağlayıcı bir şey olarak görüldüğü bir kültürü teşvik ederek dayanıklılığı ve başa çıkma kapasitesini güçlendirir.

Stres yönetimi için başa çıkma stratejileri geliştirmek, dayanıklılığın temel taşlarından biridir. Farkındalık, nefes egzersizleri, aşamalı kas gevşetme ve yapılandırılmış boş zaman aktiviteleri, ergenlere duygusal uyarılmayı düzenlemeleri için araçlar sağlar. Geçişleri planlamak, zorlukları öngörmek ve yapılandırılmış rutinler oluşturmak, belirsizliği azaltır ve kaygıyı azaltır. Olumsuz iç konuşmayı yeniden çerçeveleme, gerçekçi hedefler belirleme ve bakış açısını koruma becerileri, ergenlerin bunalmadan aksiliklerle başa çıkmalarını sağlar. Zamanla bu stratejiler içselleştirilir ve ergenlerin zorluklara esnek bir şekilde yanıt vermelerine, zorluklardan kurtulmalarına ve duygusal dengeyi korumalarına olanak tanır.

Kimlik oluşumu, geç teşhis konmuş ergenler için dayanıklılığın kritik bir unsurudur. Otizm teşhisini tutarlı bir benlik duygusuyla bütünleştirmek hem güçlendirici hem de zorlayıcı olabilir. Ergenler genellikle geçmişteki yanlış anlaşılma deneyimlerini, nörodiverjan kimliğin yeni çerçevesiyle uzlaştırmak için çabalarlar.

Terapötik destek, mentorluk ve akran bağlantıları kişisel değerleri, güçlü yönleri ve istekleri keşfetmede rehberlik sağlar.

Kişinin nörodiverjan özellikleri hakkında olumlu bir anlatı geliştirmesi, bireysel ihtiyaçları anlaması ve farklılıkları kimliğin bir parçası olarak benimsemesi, içselleştirilmiş damgalanmayı azaltır ve uyumsal başa çıkmayı güçlendirir. Tutarlı bir kimlik duygusu, dışsal stres faktörlerine karşı koruma sağlar, öz şefkati teşvik eder ve sosyal ve akademik ortamlarda gezinme kapasitesini artırır.

Aileler, okullar ve terapistler arasındaki iş birliği, dayanıklılık oluşturma stratejilerinin etkisini artırır. Tutarlı mesajlaşma, paylaşılan hedefler ve koordineli müdahaleler, ergenlerin farklı ortamlarda destek almasını sağlar. Evde uygulanan stratejiler okul ve terapi ortamlarına yansıtıldığında, ergenler öngörülebilirlik ve istikrar deneyimler, bu da stresi azaltır ve beceri edinimini artırır. Bakıcılar, eğitimciler ve klinisyenler arasındaki açık iletişim, zorlukların zamanında tespit edilmesini, ortak problem çözmeyi ve ergen geliştikçe desteklerin ayarlanmasını sağlar. İş birliğine dayalı yaklaşımlar, dayanıklılığı artıran ve yoğun stres dönemlerinde bir güvenlik ağı sağlayan bir destek ağı oluşturur.

Vaka örnekleri, dayanıklılık geliştirmenin dönüştürücü potansiyelini göstermektedir. Yıllarca süren sosyal mücadeleler ve kaygının ardından on üç yaşında teşhis konulan bir ergen, bilişsel davranışçı terapi (BDT), sosyal beceri eğitimi, duyusal hassasiyetler için ergoterapi ve yapılandırılmış aile desteğinin bir kombinasyonunu uygulamıştır. Ergen, zamanla stresle başa çıkma, sosyal ortamlarda gezinme ve ihtiyaçlarını dile getirme konusunda etkili stratejiler geliştirmiştir. İlgi alanlarına yönelik kulüplere katılım ve mentorluk, ustalık ve olumlu akran etkileşimleri için fırsatlar sağlamıştır.

Bir yıl içinde öz düzenleme, akademik katılım ve duygusal özgüvende iyileşmeler gözlemlendi. Ergen, "kendisi gibi" hissettiğini ve zorluklarla başa çıkabildiğini, bunalmadan mücadele edebildiğini bildirdi; bu da koordineli dayanıklılık geliştirme müdahalelerinin etkisini kanıtlıyor.

Başka bir örnek, on beş yaşında teşhisi gecikmiş, kronik anksiyete, sosyal maskeleme ve ortaya çıkan depresif semptomlar yaşayan bir gençti. Müdahaleler, kimlik keşfi, duygusal düzenleme ve sosyal-duygusal beceri geliştirmeye odaklandı. Aile, düzenlemeler uygulamak ve yapılandırılmış rutinler oluşturmak için okul personeliyle iş birliği yaptı. Nörodiverjan ergenler için akran destek gruplarına katılım, sosyal doğrulama ve adaptif stratejilerin modellenmesini sağladı. Zamanla, ergen kaygısının azaldığını, sosyal etkileşiminin arttığını ve daha net bir benlik duygusuna sahip olduğunu bildirdi. Bu vakalar, dayanıklılığın doğuştan gelen bir özellik değil, bilinçli müdahalelerle geliştirilebilen bir dizi beceri, destek ve deneyim olduğunu göstermektedir.

Özerkliği ve gelecek planlamasını teşvik etmek dayanıklılığı artırır. Ergenler, sorumluluk alma, karar alma fırsatları ve bağımsız yaşam için beceri geliştirmede kademeli artışlardan faydalanırlar. Kariyer keşfi, mesleki eğitim ve yapılandırılmış hedef belirleme, ileriye dönük düşünmeyi teşvik eder ve bir amaç duygusu geliştirir. Ergenler, anlamlı alanlarda yetkinlik ve eylemlilik geliştirerek, sonuçları etkileme, zorluklarla başa çıkma ve kişisel hedeflerini gerçekleştirme kapasitelerine olan güvenlerini artırırlar. Geleceğe yönelik becerilere odaklanmak, pratik yetkinliği psikolojik uyum yeteneğiyle birleştirerek dayanıklılığı güçlendirir.

Sonuç olarak, otistik ergenlerde, özellikle de daha sonra teşhis konmuş olanlarda dayanıklılık oluşturmak, bütünleşik ve çok yönlü bir yaklaşım gerektirir. Aileler duygusal destek, savunuculuk ve rehberlik sağlar; okullar düzenlemeler, yapılandırılmış rutinler ve sosyal-duygusal öğrenme sunar; terapistler başa çıkma, sosyal beceriler ve duygusal düzenleme için hedefli müdahaleler sunar. Güç temelli yaklaşımlar, kimlik geliştirme, akran bağlantıları ve özerklik için beceri geliştirme, dayanıklılığı güçlendirir ve ruh sağlığı sorunları olasılığını azaltır. Destekleyici bir ortam yaratarak, uyarlanabilir stratejiler öğreterek ve nörodiverjan kimliği onaylayarak, ergenler stresle başa çıkmayı, duyguları yönetmeyi ve dünyayla güvenle etkileşim kurmayı öğrenirler. Dayanıklılık hem koruyucu bir faktör hem de bir yaşam becerisi haline gelir ve otistik ergenlere ergenlikle yüzleşmeleri için irade, öz anlayış ve anlamlı katılım kapasitesi kazandırır.

BÖLÜM 23 – EĞITIM YOLLARI

Eğitim, otistik bireyler için hem gelişimin temel taşı hem de karmaşık bir alandır. Teşhisin konulduğu yaş, akademik gidişatı önemli ölçüde şekillendirir ve yalnızca desteğe erişimi değil, aynı zamanda öz algıyı, öğrenme stratejilerini ve uzun vadeli sonuçları da etkiler. Erken teşhis konan çocuklar genellikle okula, akademik ve sosyal talepleri yönetmek için ihtiyaç duydukları iskeleyi sağlayan hedefli müdahalelerle başlarlar. Öte yandan, geç teşhis konan ergenler sıklıkla yıllarca karşılanmamış ihtiyaçlarla karşı karşıya kalırlar; bu da becerilerde boşluklara, artan kaygıya ve sınıf beklentilerini karşılamada zorluklara yol açar. Bu yolları anlamak ve destekleyici eğitim stratejileri uygulamak, akademik başarıyı, duygusal refahı ve gelecekteki kariyer hazırlığını teşvik etmek için çok önemlidir.

Çocuklar, en erken sınıflardan itibaren iletişim, sosyal etkileşim ve yönetici işlevlerini zorlayan yapılandırılmış ortamlarla karşılaşırlar. Otizmli öğrenciler için, grup katılımı, çok adımlı talimatları izleme ve geçişleri yönetme gibi sınıf beklentileri özellikle zorlayıcı olabilir. Erken tanı konulan çocuklar, görsel programlar, farklılaştırılmış eğitim ve sosyal kuralların doğrudan öğretilmesi gibi bireyselleştirilmiş desteklerden faydalanır ve bu da onların daha etkili bir şekilde katılımını sağlar.

Otizmi tanımak ve kapsayıcı uygulamaları hayata geçirmek üzere eğitilen öğretmenler, zorlukları öngörebilir, uygun düzenlemeler sağlayabilir ve karşılanmamış öğrenme ihtiyaçlarına sıklıkla eşlik eden hayal kırıklığı ve başarısızlık deneyimlerini azaltabilir.

Bu erken destekler, daha sonraki akademik ve sosyal becerilerin inşa edilebileceği bir temel oluşturarak dayanıklılığı ve yetkinliği teşvik eder.
Geç teşhis konan öğrenciler sıklıkla bu tür düzenlemeler olmadan okula başlarlar ve dikkat, duyusal işleme ve sosyal bilişte teşhis edilmemiş farklılıklarla sınıflarda ilerlerler. Yıllarca maskeleme, sessizce başa çıkma veya talimatları yanlış anlamanın kümülatif etkisi, akademik başarısızlık, kaygı veya davranışsal zorluklar olarak ortaya çıkabilir. Bu tür öğrenciler, stresi içselleştirirken uyumlu görünmek için stratejiler geliştirebilir veya öz saygılarını zedeleyen tekrarlayan olumsuz geri bildirimler alabilirler. Teşhis konulduktan sonra zorluk, telafiye kayar: eksiklikleri belirlemek, destekleri uygulamak ve zamanla aşınmış olabilecek bir yeterlilik duygusunu beslemek. Geç teşhis konan öğrenciler için eğitim yolları, müdahalelerin hem öğrenme eksikliklerini hem de duygusal ihtiyaçları ele almasını sağlamak için dikkatli değerlendirme, bireyselleştirilmiş planlama ve öğretmenler, aileler ve uzmanlar arasında iş birliği gerektirir.
Bireyselleştirilmiş Eğitim Programları (BEP'ler) ve 504 planları, otistik öğrencileri desteklemek için kritik araçlardır. Bu çerçeveler, eğitimcilerin belirli ve ölçülebilir hedefler belirlemesine, her çocuğun ihtiyaçlarına göre uyarlanmış düzenlemeler sağlamasına ve ilerlemeyi sistematik olarak izlemesine olanak tanır.
Düzenlemeler, duyusal dikkat dağıtıcı unsurları azaltmak için ayrıcalıklı oturma düzeni, ödevler ve testler için daha uzun süre, basitleştirilmiş talimatlar, görsel destekler ve düzenleme için sessiz alanlara erişim gibi unsurları içerebilir.

Yönetici işlev sorunları yaşayan öğrenciler için yapılandırılmış rutinler, adım adım talimatlar ve planlayıcılar veya dijital hatırlatıcılar gibi organizasyonel araçlar paha biçilmezdir. Bu planların oluşturulması ve uygulanması, öğrenci yeni beceriler geliştirip gösterdikçe iş birliği, iletişim ve sürekli uyum gerektirir. Planlama sürecine aktif olarak katılan aileler, müdahalelerin ev ve okul ortamlarında tutarlı olmasını sağlayarak etkinliklerini artırır.

Akran dinamikleri, eğitim deneyiminin temel bir bileşenidir. Otizmli öğrenciler, etkileşim başlatma, sosyal ipuçlarını yorumlama veya grup etkinliklerine katılma konusunda zorluk çekebilir ve bu da sosyal izolasyona veya zorbalığa yol açabilir. Sosyal-duygusal öğrenme programları, akran rehberliği ve işbirlikli öğrenme stratejileri uygulayan okullar, otizmli öğrencilere yapılandırılmış ve destekleyici bağlamlarda sosyal becerilerini uygulama fırsatları sunar. Arkadaşlıklar ve olumlu akran ilişkileri, katılımı ve motivasyonu artırmanın yanı sıra kaygı ve depresif belirtileri de azaltır. Kapsayıcı sınıf kültürleri geliştiren eğitimciler (farklılıkları kutlayan, empatiyi örnekleyen ve zorbalıkla proaktif bir şekilde mücadele eden), otizmli öğrencilerin akademik ve sosyal olarak başarılı olabilecekleri bir ortam yaratır.

Yüksek öğrenim ek zorluklar ve fırsatlar sunar. Üniversite ve mesleki programlar, artan bağımsızlık, öz savunuculuk ve yönetici işlev becerileri gerektirir.

Otizmli öğrenciler zaman yönetimi, karmaşık programlarda gezinme ve derslikler, kütüphaneler veya kampüs etkinlikleri gibi duyusal açıdan zengin ortamları yönetme konusunda zorluklar yaşayabilirler. Temel başa çıkma stratejileri ve öz farkındalık geliştirmiş erken teşhisli bireyler, not alma desteği, sessiz çalışma alanları ve esnek sınav düzenlemeleri gibi düzenlemelerden yararlanarak daha etkili bir şekilde uyum sağlama eğilimindedir. Geç teşhisli öğrenciler ise yükseköğretimde başarılı olmak için öz savunuculuk, organizasyon stratejileri ve duygusal düzenleme konusunda daha yoğun bir koçluğa ihtiyaç duyabilirler. Engellilik hizmetleri ofisleri, rehberlik sağlama, düzenlemelere olanak sağlama ve liseden yükseköğretime geçişleri destekleme konusunda önemli bir rol oynar.

Kariyer hazırlığı, akademik hazırlığı anlamlı bir istihdamla ilişkilendiren eğitim yollarının bir uzantısıdır. Sosyal, iletişim ve yönetici işlev becerilerinin geliştirilmesini içeren erken müdahaleler, iş yerinde başarı için bir temel oluşturur. Otizmli gençlere özel mesleki programlar, stajlar ve mentorluk fırsatları, gerçek dünya ortamlarında pratik yapma, mesleki yeterliliklerin geliştirilmesi ve istihdam bağlamlarındaki sosyal normlara maruz kalma olanağı sağlar. Ergenler ve genç yetişkinler, iş yeri beklentileri, problem çözme stratejileri ve stres yönetimi konusunda açık eğitimden faydalanır ve bu da işle ilgili kaygı veya tükenmişlik olasılığını azaltır. Kariyer keşif etkinlikleri, öğrencilerin güçlü yönlerini ve ilgi alanlarını belirlemelerine ve gelecekteki istihdamlarını yetkinlik ve tutku alanlarıyla uyumlu hale getirmelerine olanak tanır.

Öz savunuculuk becerileri, eğitim ve mesleki başarı için olmazsa olmazdır. İhtiyaçlarını dile getirebilen, düzenlemeler talep edebilen ve eğitimcilere veya işverenlere farklılıklarını açıklayabilen otizmli öğrenciler, zorluklarla başa çıkma ve katılımlarını sürdürme konusunda daha iyi konumdadırlar. Bu becerileri geliştirmek genellikle rehberli pratik, rol yapma ve destekleyici bağlamlarda pekiştirme gerektirir. Ebeveynler, eğitimciler ve terapistler, güvenli deneyimler, yapıcı geri bildirimler ve sorumlulukta kademeli artışlar için fırsatlar sağlamak üzere iş birliği yaparlar. Ergenler ihtiyaçlarını ifade etme konusunda özgüven kazandıkça, dayanıklılığı artıran, öz yeterliliği teşvik eden ve zamanla dış desteğe olan bağımlılığı azaltan bir öz denetim duygusu geliştirirler.

Duyusal değerlendirmeler, eğitim planlamasının önemli bir unsuru olmaya devam etmektedir. Sınıflar, kafeteryalar ve koridorlar, otistik öğrencileri gürültü, ışık veya hareketle bunaltabilir. Gürültü önleyici kulaklıklar sağlamak, sessiz çalışma alanları sunmak ve molalar planlamak gibi duyusal dostu stratejiler, öğrencilerin uyarılmayı düzenlemelerine ve odaklanmalarını sürdürmelerine olanak tanır. Duyusal aşırı yüklenmenin erken belirtilerini fark etme ve başa çıkma stratejileri uygulama gibi öz izleme tekniklerini öğretmek, öğrencilerin kendi ihtiyaçlarını yönetmelerini sağlar. Eğitim ortamlarındaki farkındalık ve esneklik, stresi azaltır, katılımı artırır ve olumlu akademik sonuçları destekler.

Teknoloji, otizmli öğrenciler için eğitim yollarına giderek daha fazla entegre oluyor. Dijital araçlar, organizasyonel destek, etkileşimli öğrenme ve alternatif iletişim yöntemleri sunuyor. Görsel programlara sahip tabletler, sesten metne programlar ve eğitim uygulamaları, katılımı kolaylaştırıyor ve farklı öğrenme stillerine uyum sağlıyor. İletişim güçlüğü çeken öğrenciler için, destekleyici ve alternatif iletişim cihazları, sınıf içi tartışmalara ve sosyal etkileşimlere katılımı mümkün kılıyor. Sanal öğrenme ortamları, duyusal ihtiyaçları azaltıp daha fazla esneklik sağlayabilse de, öz motivasyon ve yapı açısından zorluklar da yaratabilir. Teknolojiyi bilinçli bir şekilde kullanan eğitimciler, akademik performansı ve beceri gelişimini artıran kapsayıcı ve uyarlanabilir öğrenme deneyimleri yaratırlar.

Geçiş planlaması, özellikle lise mezuniyetine yaklaşan ergenler için eğitim yollarının önemli bir bileşenidir. Aileler, okullar ve mesleki veya yükseköğretim programları arasındaki koordineli çalışmalar, öğrencilerin bağımsız yaşam, sürekli eğitim ve istihdam için gerekli becerileri edinmelerini sağlar. Geçiş planlaması, kariyer ilgi alanlarının keşfedilmesini, beceri değerlendirmelerini, yaşam becerileri eğitimini ve toplumsal kaynaklara maruz kalmayı içerebilir. Sürekli destekle birlikte sorumluluklardaki kademeli artışlar, öğrencilerin güvenli ortamlarda özerkliklerini uygulama olanağı sağlar. Etkili geçiş planlaması kaygıyı azaltır, yetkinlik kazandırır ve anlamlı yetişkinlik sonuçlarına doğru gidişatı güçlendirir.

Vaka örnekleri, eğitim desteği ve müdahalesinin etkisini vurgulamaktadır. Dört yaşında teşhis konulan bir öğrenci, konuşma terapisi, ergoterapi ve kişiye özel bir öğrenme planı gibi bireyselleştirilmiş desteklerle okula başlamıştır. Eğitimciler ve aile arasında tutarlı müdahaleler ve iş birlikli planlama sayesinde öğrenci, güçlü okuma yazma becerileri, etkili iletişim stratejileri ve sosyal etkileşim geliştirmiştir. İlgi alanına dayalı kulüplere katılım, akran ilişkilerini ve öz güveni geliştirmiştir. Lise mezuniyetinde öğrenci, güçlü yönleri, kariyer ilgi alanları ve yükseköğretimde ilerleme stratejileri konusunda net bir anlayışa sahip olmuş ve erken teşhis ve yapılandırılmış desteğin kümülatif faydalarını göstermiştir.

Başka bir örnek, yıllarca akademik ve sosyal olarak zorluk çektikten sonra on dört yaşında teşhis konulan bir öğrenciydi. Teşhis konulduktan sonra, yapılandırılmış örgütsel destekler, yönetici işlev koçluğu ve sosyal-duygusal beceri eğitimi gibi hedefli müdahaleler uygulandı. Engellilik hizmetleri, uzatılmış test süresi, sınıflarda duyusal uyaranların azaltılması ve yapılandırılmış akran desteği gibi düzenlemeler uygulamak için öğretmenlerle koordineli çalıştı. Zamanla, öğrenci akademik performans, katılım ve öz savunuculukta iyileşmeler gösterdi. Mesleki programlara katılım ve mentorluk fırsatları, gerçek dünya uygulamaları sağladı ve beceri gelişimini güçlendirdi. Bu vaka, teşhis daha sonra konsa bile eğitim yollarını uyarlamanın önemini vurgulayarak, hedefli desteklerin gidişatı önemli ölçüde değiştirebileceğini ve dayanıklılığı artırabileceğini göstermektedir.

Eğitim yolları yalnızca müdahalelerle değil, aynı zamanda beklentiler ve tutumlarla da şekillenir. Güçlü yönlere dayalı bir bakış açısı benimseyen, bireysel farklılıkları kabul eden ve eksikliklerden ziyade beceri geliştirmeye vurgu yapan eğitimciler, öğrencileri güçlendiren ortamlar yaratır. Başarıları kutlamak, yapıcı geri bildirim sağlamak ve öz değerlendirmeyi teşvik etmek, gelişimi ve motivasyonu teşvik eder. Öte yandan, katı beklentiler, sosyal veya akademik zorluklara cezalandırıcı tepkiler ve uyum eksikliği strese, kaygıya ve kopukluğa katkıda bulunur. Dolayısıyla, okullardaki kültür, otizmli öğrenciler için sonuçları belirlemede resmi müdahaleler kadar etkilidir.

Disiplinlerarası ekipler arasındaki iş birliği, eğitim sonuçlarını iyileştirir. Konuşma terapistleri, ergoterapistler, davranış uzmanları, psikologlar, eğitimciler ve aileler, akademik, sosyal ve duygusal ihtiyaçları karşılayan tutarlı planlar oluşturmak için iş birliği yaparlar. Düzenli iletişim, ilerleme takibi ve ortak problem çözme, müdahalelerin tutarlı ve değişen koşullara duyarlı olmasını sağlar. Ergenler, sürekli destek deneyimi yaşayarak kafa karışıklığını azaltır ve katılımı artırır. İş birliğine dayalı yaklaşımlar ayrıca, öğrencilerin eğitim ve iş yeri ortamlarında örnek alabilecekleri etkili ekip çalışması, problem çözme ve savunuculuk becerilerini de örnek alır.

Son olarak, eğitim yolları doğası gereği yaşam boyu fırsatlarla bağlantılıdır. Okul yıllarındaki akademik başarı, sosyal entegrasyon ve beceri geliştirme, lise sonrası eğitimi, mesleki beklentileri ve yetişkinlikteki bağımsızlığı etkiler.

Erken teşhis konan öğrenciler, zaman içinde yetkinlik ve özgüven oluşturan birikimli desteklerden faydalanırken, geç teşhis konan öğrenciler eksiklikleri gidermek ve uyum stratejileri geliştirmek için yoğun bir telafi ve rehberliğe ihtiyaç duyarlar. Bireyselleştirilmiş destekler uygulayarak, öz savunuculuğu teşvik ederek, duyusal ve yönetici işlev ihtiyaçlarını ele alarak ve sosyal ve duygusal becerileri geliştirerek, eğitimciler ve aileler otistik ergenlerin ve genç yetişkinlerin eğitimin karmaşıklıklarıyla başa çıkmalarına ve anlamlı ve tatmin edici bir geleceğe hazırlanmalarına yardımcı olur.

Sonuç olarak, otistik bireylerin eğitim yolları, teşhis yaşından büyük ölçüde etkilenir. Erken teşhis konan çocuklar, öğrenme, sosyal etkileşim ve duygusal düzenleme için bir temel oluşturan zamanında müdahalelerden faydalanır. Geç teşhis konan ergenler ise birikmiş zorluklarla karşı karşıya kalsalar da, hedefli destekler, bireyselleştirilmiş planlama ve aileler, okullar ve terapistler arasındaki iş birliği sayesinde önemli kazanımlar elde edebilirler. Uyum sağlama, duyusal düzenleme, yönetici işlev koçluğu, sosyal-duygusal öğrenme, teknoloji ve öz savunuculuğu içeren stratejiler, dayanıklılık, yetkinlik ve katılımı destekler. Geçiş planlaması ve kariyer hazırlığı, bu yolları yetişkinliğe kadar uzatarak, okulda edinilen beceri ve güçlü yönlerin anlamlı lise sonrası ve mesleki fırsatlara dönüşmesini sağlar.

Eğitimciler ve aileler, otistik öğrencilerin her aşamadaki benzersiz eğitim ihtiyaçlarını anlayıp ele alarak, potansiyeli en üst düzeye çıkaran, refahı teşvik eden ve otistik bireylerin eğitim yolculuklarında başarılı bir şekilde ilerlemelerini sağlayan kapsayıcı ve destekleyici ortamlar yaratabilirler.

Bölüm 24 – Kişiselleştirilmiş Otizm Bakımına Doğru

Otizm bakımı, son yüzyılda dar ve davranış odaklı bir bakış açısından daha incelikli ve kişi merkezli bir yaklaşıma doğru önemli ölçüde evrim geçirmiştir. İlk modeller, uyumu, normalleştirmeyi ve herkese uyan tek tip bir tedavi stratejisini vurgulamıştır. Çocuklar sıklıkla etiketlenmiş ve içsel refahtan ziyade dışsal uyumu önceliklendiren müdahalelere tabi tutulmuştur. Ancak zamanla, araştırmalar ve yaşanmış deneyimler otizm içindeki çeşitliliği, nörodiverjan kimliğin önemini ve katı, tek tip müdahalelerin sınırlamalarını vurgulamıştır. Kişiselleştirilmiş bakım kavramı artık otizm desteğinde yol gösterici ilkeyi oluşturmakta ve her bireyin nörogelişimsel profilinin, genetik yapısının, çevresinin ve yaşam deneyimlerinin benzersiz ihtiyaçlar ve güçlü yönler yaratmak üzere etkileşime girdiğini kabul etmektedir. Bu çerçevede, tanı yaşı artık sonuçların tek belirleyicisi değil, kişiye özel müdahaleleri ve bütünsel bakımı bilgilendiren birçok faktörden biridir.

Genetik araştırmalar, otizmin biyolojik temellerine dair derinlemesine bilgiler sağlamıştır. Genom çapında yapılan geniş ölçekli çalışmalar, otizmle ilişkili yüzlerce gen belirlemiştir; bunların çoğu sinaptik işlevi, sinirsel bağlantıyı ve nörogelişimsel zamanlamayı etkiler. Tek başına otizme neden olan bir gen olmasa da, genetik varyant kümeleri duyarlılığı öngörebilir ve belirli davranışsal veya bilişsel profillerle ilişkilendirilebilir.

Erken teşhis konmuş çocuklar için bu genetik bilgiler, gelişimsel kalıpların istikrarını ve belirli sosyal, iletişimsel ve duyusal işleme zorluklarını hedefleyen erken müdahalelerin etkinliğini açıklamaya yardımcı olur. Geç teşhis konmuş ergenler içinse genetik araştırmalar, DEHB, depresyon ve anksiyete gibi rahatsızlıklarla örtüşmeyi aydınlatarak, ruh sağlığı sorunlarına karşı artan duyarlılığı açıklar ve hem otistik özellikleri hem de birlikte görülen rahatsızlıkları ele alan müdahalelerin seçimine rehberlik eder. Hassas tıbbın vaadi, bu genetik belirteçleri kullanarak hedef odaklı, proaktif ve bireyin kendine özgü biyolojisine duyarlı müdahaleler geliştirmektir.

Genetiğin ötesinde, yapay zekânın (YZ) tanı ve tedavi süreçlerine entegrasyonu dönüştürücü bir değişimi temsil etmektedir. Makine öğrenimi algoritmaları, deneyimli klinisyenlerin bile gözünden kaçabilecek örüntüleri belirlemek için karmaşık davranışsal, gelişimsel ve tıbbi verileri analiz edebilir. YZ destekli araçlar, yüz ifadeleri, bakış örüntüleri ve motor davranışların video analizine dayanarak bebeklerde ve küçük çocuklarda otizmin erken belirtilerini tespit etme konusunda giderek daha yetenekli hale geliyor. Daha büyük çocuklar ve ergenler için YZ modelleri, örtüşen nörogelişimsel durumlar arasında ayrım yapmaya yardımcı olarak ince sosyal ve bilişsel profilleri ayırt edebilir. Bu araçlar klinisyenlerin yerini almaz, ancak zamanında ve doğru değerlendirmeler yapma becerilerini geliştirerek, atlanan veya gecikmiş tanı olasılığını azaltır. Genetik bilgiyle birlikte YZ, her bireye dair çok boyutlu bir anlayış sağlayarak hem biyolojik olarak bilgilendirilmiş hem de bağlamsal olarak alakalı müdahalelere olanak tanır.

Kişiselleştirilmiş bakım, müdahalelerin yalnızca izole davranışları veya eksiklikleri değil, tüm kişiyi ele alması gerektiğini vurgular. Erken müdahale temel bir taş olmaya devam etse de, desteğin kapsamı ruh sağlığı, sosyal-duygusal gelişim, duyusal düzenleme, yönetici işlevler ve kimlik oluşumunu da içerecek şekilde genişletilmiştir. Erken teşhis konulan çocuklar için müdahaleler, desteğin en büyük etkiye sahip olacağı alanları hedefleyerek gelişimsel yörüngelere tam olarak uyarlanabilir. Konuşma ve dil terapisi, ergoterapi ve davranışsal destekler artık sosyal beceri eğitimi, farkındalık ve aile koçluğu ile entegre edilmiştir. Kanıta dayalı çerçeveler, bireysel öğrenme stillerine ve duyusal profillere uyarlanarak çocukların stres ve tükenmişliği en aza indirirken etkili bir şekilde katılım sağlamalarını sağlar. Sonuç yalnızca iyileştirilmiş akademik veya davranışsal sonuçlar değil, aynı zamanda dayanıklılık, öz yeterlilik ve olumlu bir benlik kavramının geliştirilmesidir.

Geç teşhis konan bireyler, kişiselleştirilmiş bakımın ele almayı amaçladığı benzersiz zorluklar sunar. Ergenler ve yetişkinler, yıllarca birikmiş stres, sosyal maskeleme ve karşılanmamış ihtiyaçlarla baş edemeyebilir ve bu da kaygı, depresyon veya yönetici işlev güçlüklerine yol açabilir. Bu bireyler için müdahaleler, iyileştirme ve doğrulamayı dengelemeli, geçmiş deneyimlerle başa çıkma stratejileri sunmalı ve onları gelecekteki başarıya hazırlamalıdır.

Terapötik yaklaşımlar sosyal-duygusal becerilere, bilişsel esnekliğe, öz savunuculuğa ve kimlik bütünleşmesine odaklanır. Ruh sağlığı desteği, hem gecikmiş tanılamanın sonuçlarını hem de sosyal, akademik veya mesleki ortamlarda gezinmenin doğasında var olan stres faktörlerini ele alarak hayati önem taşır.

Kişiselleştirilmiş bakım, geç teşhis konulan bireylerin bir eksiklikle başlamadıklarını, aksine büyüme ve güçlenme için benzersiz fırsatlar sunan yeni bir öz-anlama aşamasına girdiklerini kabul eder.

Aile ve sosyal bağlam, bireyselleştirilmiş otizm bakımının temel bir bileşeni olmaya devam etmektedir. Ebeveynler, bakım verenler ve eğitimciler, bireyin ihtiyaçları, değerleri ve beklentileriyle uyumlu müdahalelerin tasarlanması ve uygulanmasında iş birlikçileridir. Kişiselleştirilmiş bakım, stratejilerin uygulanabilir, sürdürülebilir ve destekleyici olmasını sağlamak için aile dinamiklerini, kültürel değerlendirmeleri ve mevcut kaynakları değerlendirmeyi içerir. İş birliği, bireyin kendisine kadar uzanır ve özerkliği ve kendi kaderini tayin hakkını teşvik eder. Ergenler ve yetişkinler, yaşam deneyimleriyle örtüşen hedefleri, tercihleri ve stratejileri dile getirmeye teşvik edilir ve bu da özyönetimi ve katılımı güçlendirir. Bu şekilde, kişiselleştirilmiş bakım dışarıdan dayatılan bir reçete değil, bireyin bakış açısını onurlandıran ve kanıta dayalı rehberlik sağlayan, birlikte oluşturulmuş bir plandır.

Teknoloji, otizm bakımının teşhisin ötesinde kişiselleştirilmesini sağlar. Dijital platformlar, davranış, duygu ve katılımın gerçek zamanlı izlenmesini sağlayarak terapistler ve bakım verenler için eyleme geçirilebilir içgörüler sunar.

Giyilebilir cihazlar, kalp atış hızı değişkenliği ve stres tepkileri gibi fizyolojik göstergeleri izleyerek, bakım verenleri ortaya çıkan kaygı veya duyusal aşırı yüklenme konusunda uyarır. Etkileşimli uygulamalar, iletişimi, yönetici işlevleri ve sosyal beceri uygulamalarını destekleyerek müdahalelerin günlük rutinlere entegre edilmesini sağlar.

Sanal gerçeklik ortamları, bireysel tetikleyicilere ve hedeflere göre uyarlanmış, sosyal beceri eğitimi, maruz kalma terapisi ve deneyimsel öğrenme için güvenli alanlar sunar. Bu araçlar, her bireyin değişen ihtiyaçlarına uyum sağlayan uyarlanabilir ve duyarlı müdahaleler sunarak kişiselleştirilmiş bakımın kapsamını genişletir.

Eğitim ve istihdam yolları, kişiselleştirilmiş otizm bakımında uzun vadeli sonuçların ayrılmaz bir parçasıdır. Okullar ve işyerleri, standartlaştırılmış beklentilerin genellikle nörodiverjan bireylere dezavantaj sağladığının giderek daha fazla farkına varmaktadır. Esnek çalışma saatleri, duyusal-dostu alanlar ve bireyselleştirilmiş öğrenme veya görev yönetimi stratejileri gibi kişiselleştirilmiş düzenlemeler, otistik bireylerin gelişebileceği ortamlar yaratır. Kariyer koçluğu, mentorluk ve mesleki eğitim, güçlü yönler ve ilgi alanlarıyla uyumlu olup, katılımı ve uzun vadeli memnuniyeti teşvik eder. Kişiselleştirilmiş bakım, sınırlamalar yerine yeteneklere odaklanarak, bireylerin eğitim ve mesleki bağlamlarda anlamlı bir şekilde katkıda bulunmalarını sağlayarak stres, kopukluk ve ruh sağlığı sorunları riskini azaltır.

Ruh sağlığı desteği, kişiselleştirilmiş bakımın her aşamasına entegre edilmiştir. Kaygı, depresyon ve travma, özellikle daha sonra teşhis konulan kişilerde sıklıkla görülen eşzamanlı rahatsızlıklardır. Otizme uyarlanmış bilişsel davranışçı terapi, farkındalık uygulamaları ve travma odaklı bakım gibi kanıta dayalı terapötik yaklaşımlar, bireysel profillere göre uyarlanır.

Terapi, günlük yaşamla bağlamlandırılır ve gerçek dünyadaki zorlukları, iletişim stratejilerini ve başa çıkma mekanizmalarını ele alır. Hem yüz yüze hem de sanal destek ağları, sosyal bağlantı, mentorluk ve akran onayı için fırsatlar sunar. Ruh sağlığı bakımının kişiselleştirilmiş planlara entegre edilmesi, müdahalelerin bütünsel olmasını ve nörogelişimsel, sosyal ve duygusal faktörlerin karmaşık etkileşimini ele almasını sağlar.

Nörodiverjan kimlik ve benlik kavramı üzerine yapılan araştırmalar, bakımın kişiselleştirilmesine katkı sağlar. Ergenler ve yetişkinler, deneyimlerini doğrulayan, nöroçeşitliliği normalleştiren ve güçlü ve zayıf yönleri anlamak için bir dil sağlayan çerçevelerden faydalanırlar. Eğitim programları, akran grupları ve mentorluk girişimleri, kimlik keşfini kolaylaştırarak bireylerin geçmiş deneyimlerini mevcut anlayışlarıyla uzlaştırmalarına yardımcı olur. Doğrulayıcı müdahaleler, genellikle gecikmiş tanıya eşlik eden damgalanma ve öz güven eksikliğini gidererek öz saygıyı, dayanıklılığı ve uyarlanabilir başa çıkmayı güçlendirir. Kişiselleştirilmiş bakım, refahın kimlikten ayrılamaz olduğunu ve müdahalelerin hem pratik becerileri hem de psikolojik gelişimi desteklemesi gerektiğini kabul eder.

Genetik bilgiler, yapay zekâ destekli teşhisler, terapötik müdahaleler, eğitimsel düzenlemeler, teknoloji ve kimlik desteği gibi birden fazla alanın entegrasyonu, kişiselleştirilmiş otizm bakımının sınırlarını belirler. Bu çok boyutlu yaklaşım, otizmin tek tip bir durum olmadığını, biyolojik, gelişimsel, çevresel ve deneyimsel faktörlerin karmaşık bir etkileşimi olduğunu kabul ederek geleneksel sınıflandırmaların ötesine geçer.

Kişiselleştirilmiş planlar statik değildir; yeni verilere, değişen ihtiyaçlara ve ortaya çıkan hedeflere yanıt olarak gelişir. Bu dinamik yaklaşım, bakımın yaşam boyu güncel, etkili ve duyarlı kalmasını sağlar.

Kişiselleştirilmiş bakımın ilerlemesinde eşitlik esastır. Tarihsel olarak, tanı, müdahale ve destekleyici hizmetlere erişimdeki eşitsizlikler, ötekileştirilmiş toplulukları dezavantajlı duruma düşürmüştür. Kişiselleştirilmiş bakım çerçeveleri, erken teşhis, kültürel açıdan duyarlı uygulamalar ve kaynaklara eşit erişime vurgu yapar. Klinisyenler, eğitimciler ve bakım verenler için eğitim programları, örtük önyargıları, sağlığın sosyal belirleyicilerini ve farklı geçmişlere sahip aileleri ve bireyleri dinlemenin önemini vurgular. Sistemik engelleri ele alarak ve kapsayıcılığı teşvik ederek, kişiselleştirilmiş bakım, nöroçeşitliliğe sahip bireylerin sosyoekonomik, ırksal veya coğrafi faktörlerden bağımsız olarak gelişme fırsatına sahip olmasını sağlar.

Geleceğe baktığımızda, otizm bakımının geleceği daha fazla hassasiyet, şefkat ve bütünleşme öngörüyor. İş birliğine dayalı araştırma ağları, tanısal doğruluğu ve müdahale hedeflemesini iyileştiren genetik varyantları, nörogörüntüleme modellerini ve davranışsal belirteçleri belirlemeye devam ediyor. Yapay zeka destekli araçlar, öznelliği ve gecikmeleri azaltırken tespit ve izlemeyi geliştiriyor.

Terapötik modeller, geleneksel beceri geliştirmenin yanı sıra giderek daha fazla refaha, kimlik olumlamasına ve yaşam becerilerine öncelik veriyor.

Eğitim ve mesleki sistemler, otistik bireylerin anlamlı katkılarda bulunabileceği ortamlar yaratarak, farklı öğrenme stillerini ve güçlü yönlerini barındıracak şekilde gelişir. Bu, nöroçeşitli bireylerin çözülmesi gereken sorunlar değil, anlayış, gelişim ve toplumsal katılım yolunda ortak bir çabanın ortakları olduğunu vurgulayan bir güçlendirme sürecidir.

Sonuç olarak, kişiselleştirilmiş otizm bakımı, teşhis yaşının çok daha büyük bir resmin yalnızca bir parçası olduğunu kabul eder. Erken teşhis, stres ve gelişimsel zorlukların birikmesini önleyen müdahalelere erişim sağlayarak avantajlı olmaya devam eder. Ancak geç teşhis, anlamlı destek, büyüme veya tatmini engellemez. En önemli şey, biyoloji, gelişim, sosyal bağlam, kimlik ve özlemleri dikkate alan kişiselleştirilmiş bir yaklaşımdır. Bakım, keyfi normlara uymayı zorlamak yerine kişiye özel olarak tasarlandığında, otistik bireyler potansiyellerine ulaşabilir, refahı deneyimleyebilir ve yaşamda dayanıklılık ve iradeyle ilerleyebilirler.

Kişiselleştirilmiş bakım, müdahalenin etik boyutunu da vurgular. Özerkliğe saygı duymak, yaşanmış deneyimleri dinlemek ve yaşam kalitesine öncelik vermek, ölçülebilir sonuçlara ulaşmak kadar önemlidir. Müdahaleler, farklılıkları ortadan kaldırma girişimleri olarak değil, katılımı artırma, sıkıntıyı azaltma ve gelişmeyi destekleme araçları olarak çerçevelenir. Aileler, eğitimciler ve klinisyenler, şefkat, esneklik ve kanıta dayalı karar alma ilkeleriyle yönlendirilir ve her bireyin onur ve seçim hakkını korurken ihtiyaç duyduğu desteği almasını sağlar.

Vaka çalışmaları, kişiselleştirilmiş yaklaşımların etkisini göstermektedir. On iki yaşında teşhis konulan bir ergen, genetik bilgiye dayalı müdahaleler, yapay zekâ destekli davranış izleme ve yönetici işlevler, kaygı ve sosyal becerileri hedefleyen koordineli terapinin bir kombinasyonundan faydalanmıştır. Aile, okul ve klinisyenler arasındaki iş birliği, duyusal destekleri, bireyselleştirilmiş öğrenme stratejilerini ve kimlik doğrulama danışmanlığını entegre eden tutarlı bir plan oluşturmuştur. İki yıl boyunca, yalnızca akademik performans ve sosyal katılımda değil, aynı zamanda duygusal dayanıklılık ve öz savunuculukta da iyileşmeler kaydedilmiştir. Ergen, zorluklarla başa çıkma, seçimler yapma ve kişisel ilgi alanlarıyla uyumlu hedeflere ulaşma konusunda kendini güçlü hissettiğini bildirmiştir.

Başka bir vaka, yirmi beş yaşında teşhis konulan ve eğitim ve istihdamda teşhis edilmemiş zorluklarla dolu bir geçmişe sahip bir yetişkini içeriyordu. Kişiselleştirilmiş bakım, bilişsel güçlü ve zayıf yönlerin değerlendirilmesini, iş yeri düzenlemelerini, yönetici işlev koçluğunu ve anksiyete ve depresyonu ele alan terapötik desteği içeriyordu. Dijital organizasyon araçları ve sanal akran destek ağları gibi teknoloji destekli müdahaleler, bağımsızlığı ve sosyal katılımı kolaylaştırdı. Zamanla, birey etkili başa çıkma stratejileri geliştirdi, kariyerinde önemli kilometre taşlarına ulaştı ve tutarlı bir nörodiverjan kimlik duygusu geliştirdi. Bu örnekler, kişiselleştirilmiş bakımın yaşam boyu etkili olduğunu, uyum sağlamayı, iş birliğini ve kişinin bütününe odaklanmayı vurguladığını göstermektedir.

Sonuç olarak, otizm bakımının kişiselleştirilmiş, şefkatli ve kanıta dayalı yaklaşımlara doğru evrimi, nörodiverjan bireyleri anlama ve desteklemede bir dönüm noktasıdır. Genetik araştırmalar, yapay zekâ destekli teşhisler, bireyselleştirilmiş müdahaleler, eğitim düzenlemeleri, ruh sağlığı desteği ve kimlik doğrulama, benzersizliğe saygı duyan, karmaşık ihtiyaçları ele alan ve refahı destekleyen bir model oluşturmak için bir araya gelir. Teşhis zamanlaması belirli gelişimsel ve ruh sağlığı yörüngelerini şekillendirirken, kişiselleştirilmiş bakım her bireyin biyoloji, deneyim ve özlemleri bütünleştiren kişiye özel desteklerden faydalanabileceğini kabul eder. Kişi merkezli stratejilere, iş birliğine ve etik uygulamalara öncelik vererek, otizm bakımının geleceği, spektrumdaki bireyler için dayanıklılık, güçlenme ve tatmin vaadinde bulunmaktadır.

SON

www.ingramcontent.com/pod-product-compliance
Lightning Source LLC
LaVergne TN
LVHW100223051026
849517LV00006B/1789